图说《黄帝内经》

◎李建国　刘晓梅　刘永阔　编著

中国中医药出版社
·北京·

图书在版编目（CIP）数据

图说《黄帝内经》/ 李建国，刘晓梅，刘永阔编著 . -- 北京：
中国中医药出版社，2020.9

ISBN 978-7-5132-6284-2

Ⅰ. ①图… Ⅱ. ①李… ②刘… ③刘… Ⅲ. ①《内经》
—通俗读物 Ⅳ. ① R221-49

中国版本图书馆 CIP 数据核字（2020）第 110891 号

中国中医药出版社出版
北京经济技术开发区科创十三街 31 号院二区 8 号楼
邮政编码 100176
传真 010-64405750
廊坊市晶艺印务有限公司印刷
各地新华书店经销

开本 787×1092 1/16 印张 12 字数 174 千字
2020 年 9 月第 1 版 2020 年 9 月第 1 次印刷
书号 ISBN 978-7-5132-6284-2

定价 48.00 元
网址 www.cptcm.com

社长热线 010-64405720
购书热线 010-89535836
维权打假 010-64405753

微信服务号 zgzyycbs
微商城网址 https://kdt.im/LIdUGr
官方微博 http://e.weibo.com/cptcm
天猫旗舰店网址 https://zgzyycbs.tmall.com

如有印装质量问题请与本社出版部联系（010-64405510）

前言

《黄帝内经》是中国古代先贤关于生命智慧的经典，蕴含着丰富的中华民族文化精髓，它深深扎根于中国古代哲学思想。其鸿篇巨制，分《素问》和《灵枢》两部，共有一百六十二篇。《黄帝内经》奠定了中医学理论体系的基础，其生命科学之论被后人奉为摄生养生之宝典。其内容博大精深，但语言深奥、难解。对于今天远离古文、又非专业学习中医者，有如镜中花、水中月，欲汲取其思想精华，却困难重重。

本书尝试用轻松的漫画方式传达经典中蕴含的大智慧。漫画中，父亲任性，儿子纯真，萌狗旁观评说。三个角色场景演绎，真情实感，举重若轻，诙谐幽默。力求传神达意、深入浅出，为严谨的经典增添趣味，让抽象的哲理形象表达。漫画独特的视角和魅力，或能帮助普通大众理解经典、受益于经典。在广泛开展的中医药文化进校园活动中，广大青少年十分喜爱中医经典传播的漫画艺术形式。品读经典，传承精华。用中医学思想智慧的金钥匙，打开中华文明宝库。让以人为本、天人合一、调和致中、大医精诚之思想文化传播世界。

本书从《素问》五篇中节选进行诠释、解读。有如揭冰山一角，为发现起点；有如掘宝矿一隅，为开采真金。“顺四时而适寒暑，和喜怒而安居处，节阴阳而调刚柔。”领略经典魅力，依从经典指引，走进中医，享受中医，收获生命智慧。

本书节选的《黄帝内经》原文及其今译，皆依据全国中医药行业高等教育“十三五”规划教材《内经选读》。

编　者

2020年3月

目 录

上古天真论（节选）

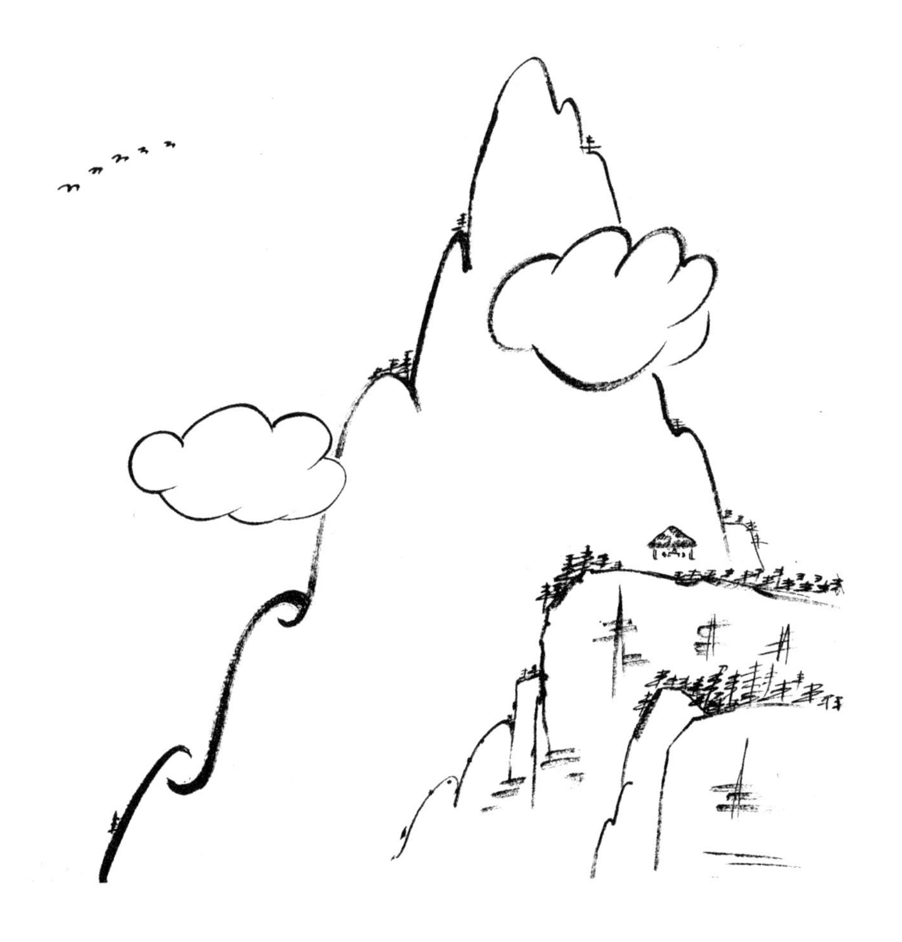

原文

昔在黄帝 生而神灵 弱而能言 幼而徇齐 长而敦敏 成而登天

从前的黄帝，天生聪慧，很小时就善于言谈，幼年时对周围事物领悟能力强，长大后敦厚而敏锐，成年时登上了天子之位。

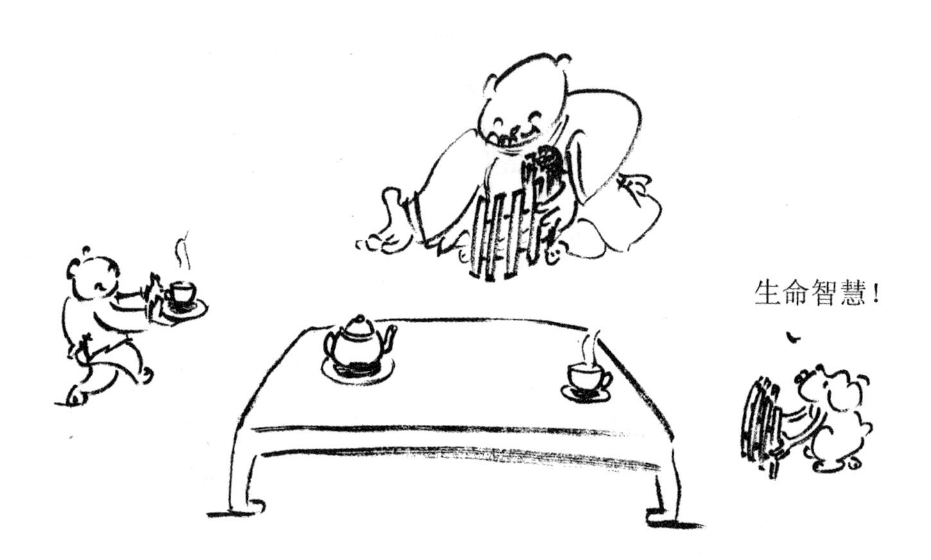

原文

乃问于天师曰 余闻上古之人 春秋皆度百岁 而动作不衰 今时之人 年半百而动作皆衰者 时世异耶 人将失之耶

他向天师岐伯问道：我听说上古时代的人，年龄都能超过一百岁，而且动作还不显得衰老；现在的人，年龄才到半百，动作就已经显得衰老了，这是时代变迁导致的呢，还是今天人们不懂得养生导致的呢？

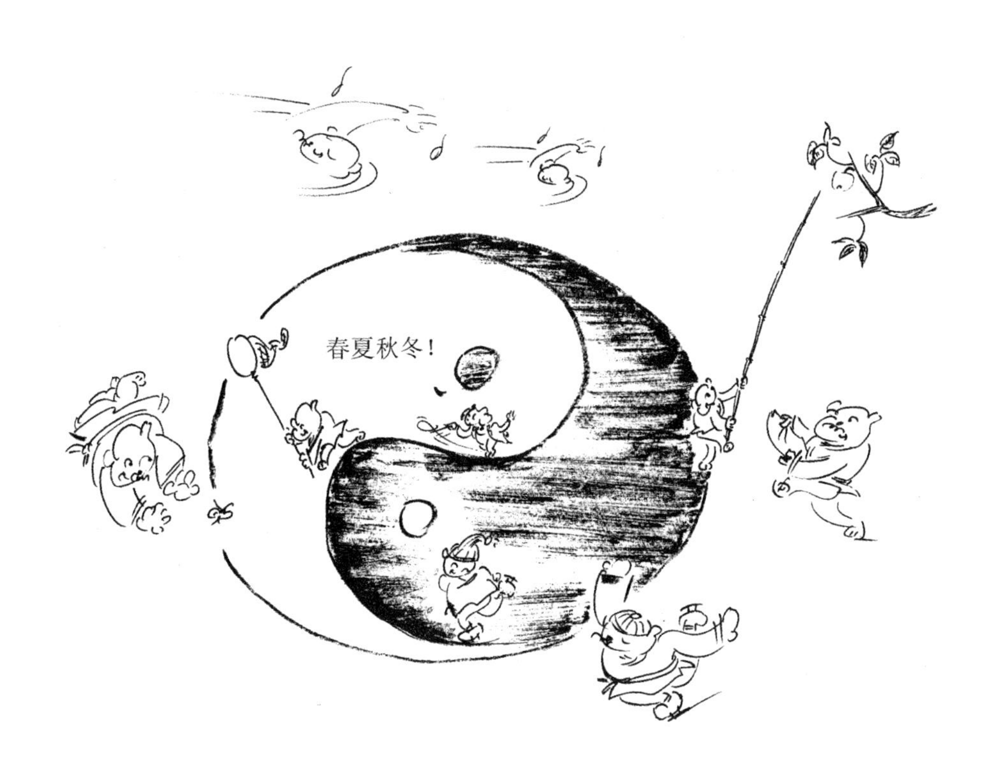

原文

岐伯对曰 上古之人 其知道者 法于阴阳 和于术数

岐伯回答：上古懂得养生之道的人，效法天地阴阳消长变化规律和特点，调养身心，施行合宜的养生术。

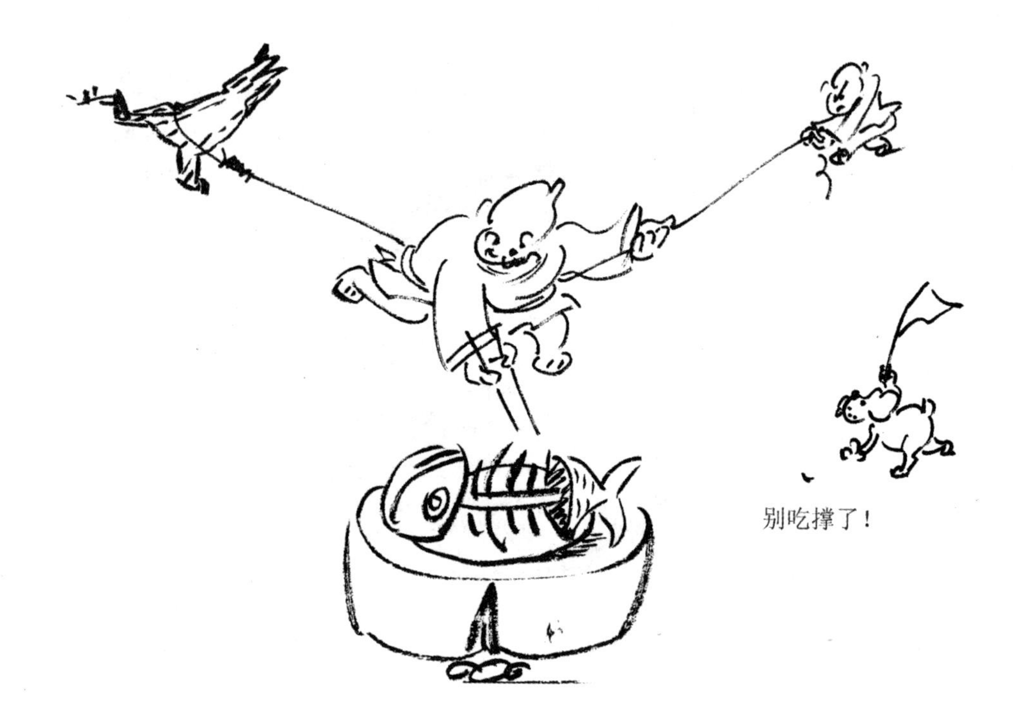

原文

食饮有节

饮食方面，讲究和五味、忌偏嗜、适寒温、知饥饱等有所节制的饮食方式。

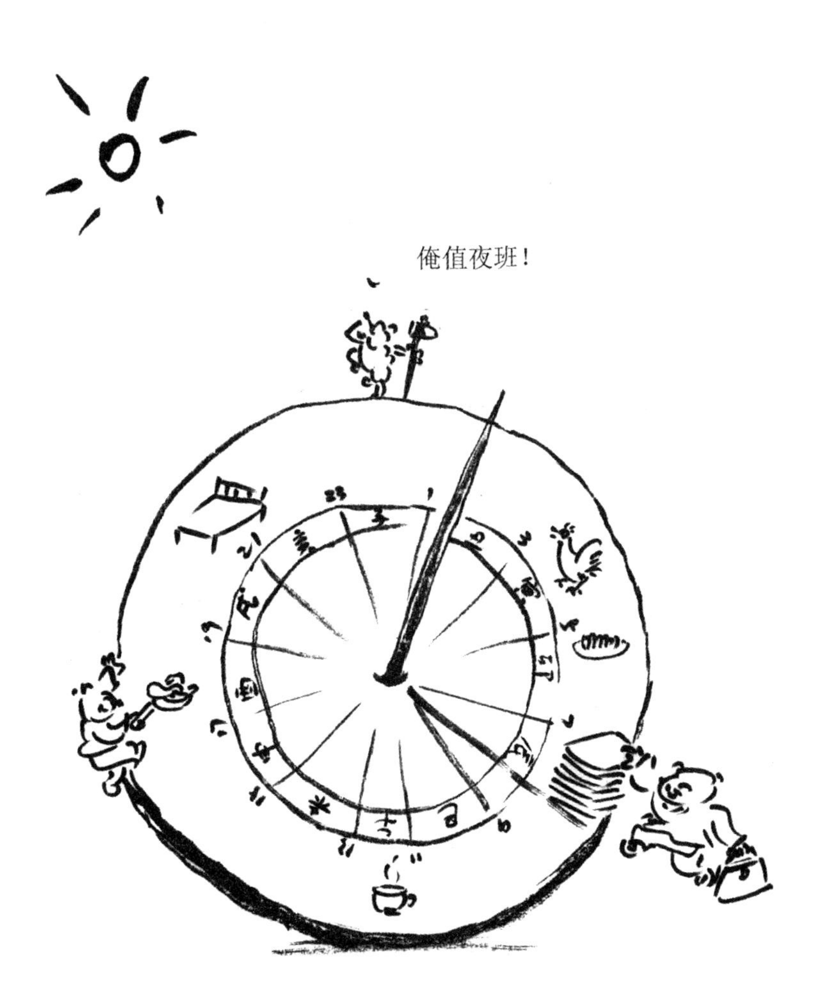

原文

起居有常

起居方面，按季节时令时辰作息，遵循常规。

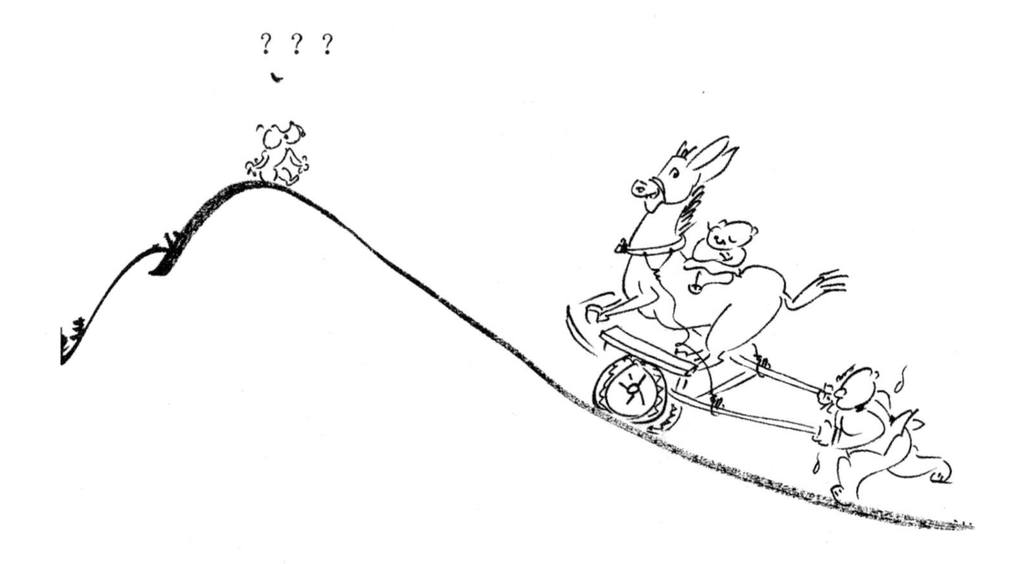

原文

不妄作劳

劳作方面，劳力、劳心、房劳等皆合宜，不违背常规与法度。

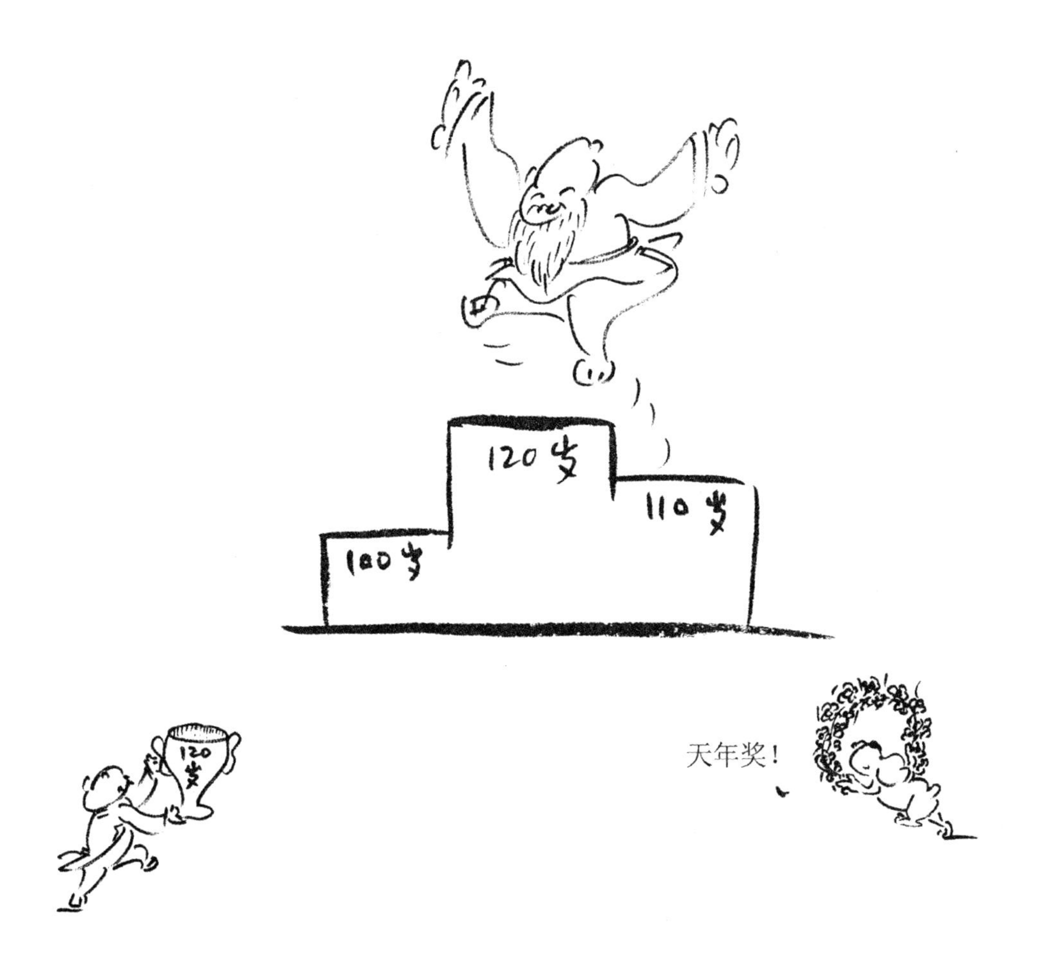

原文

故能形与神俱 而尽终其天年 度百岁乃去

如此，才能保持形体健壮，各项生理功能旺盛，精神饱满，尽达自然寿命，超过百岁。

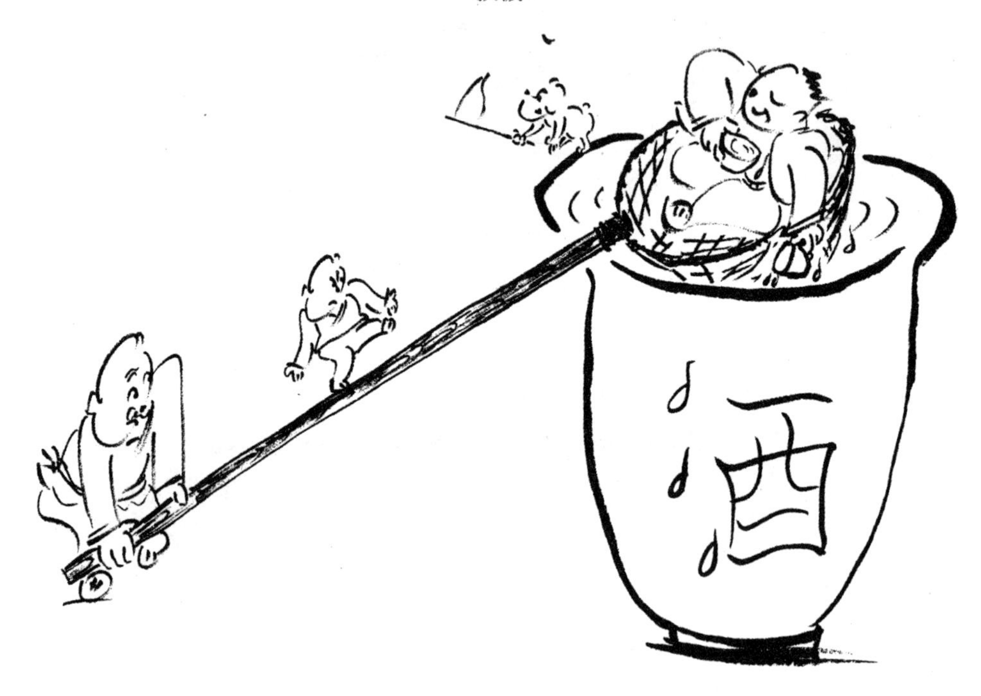

原文

今时之人不然也 以酒为浆

现在的人就不是这样了，拿酒当汤饮，滥饮无度。

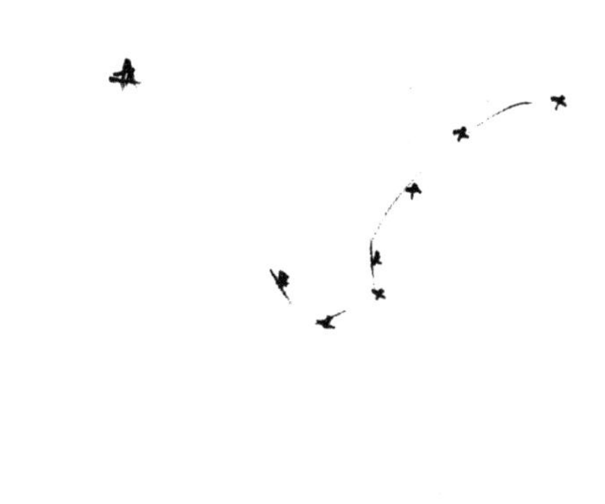

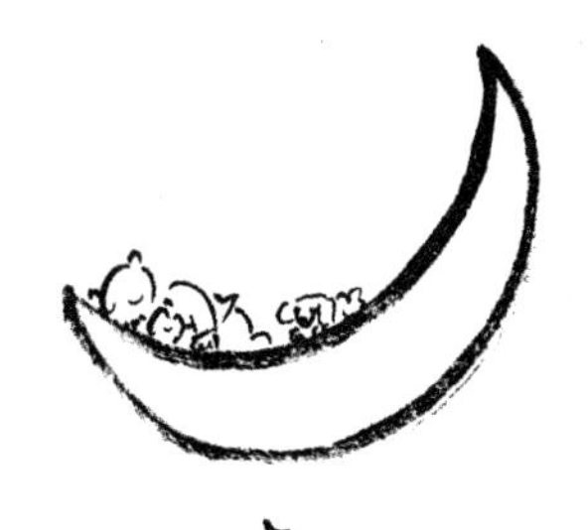

熬夜综合征！

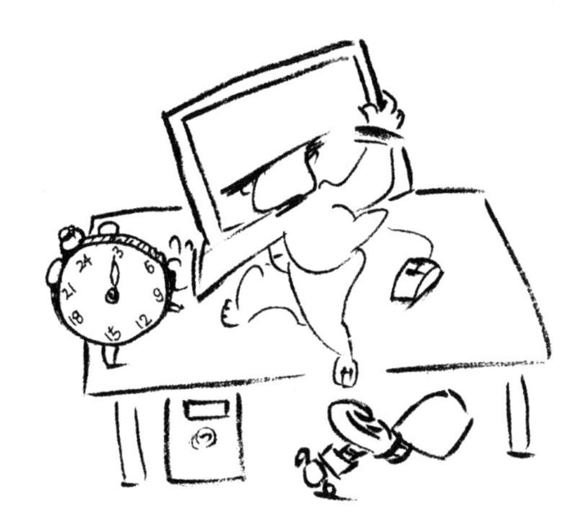

原文

以妄为常

把损害身心健康的生活方式当成正常。

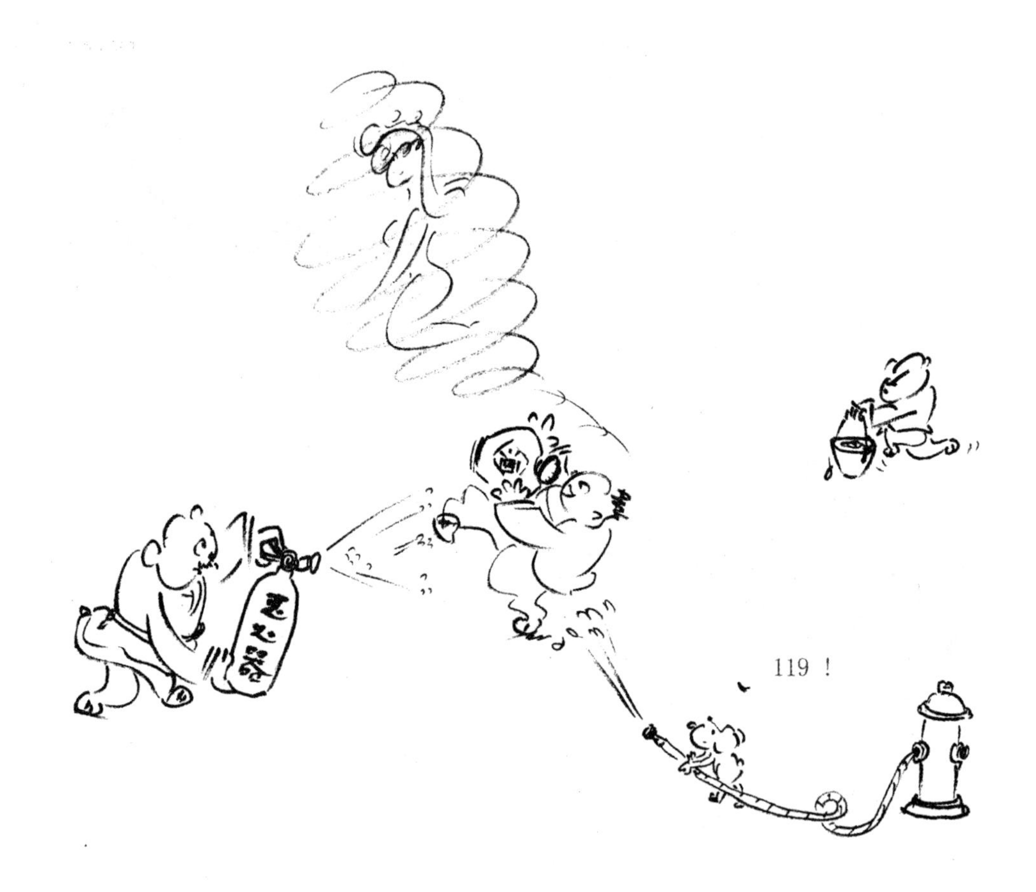

原文

醉以入房 以欲竭其精 以耗散其真

借酒行房事，色欲过度耗竭天真精气，削弱生命力。

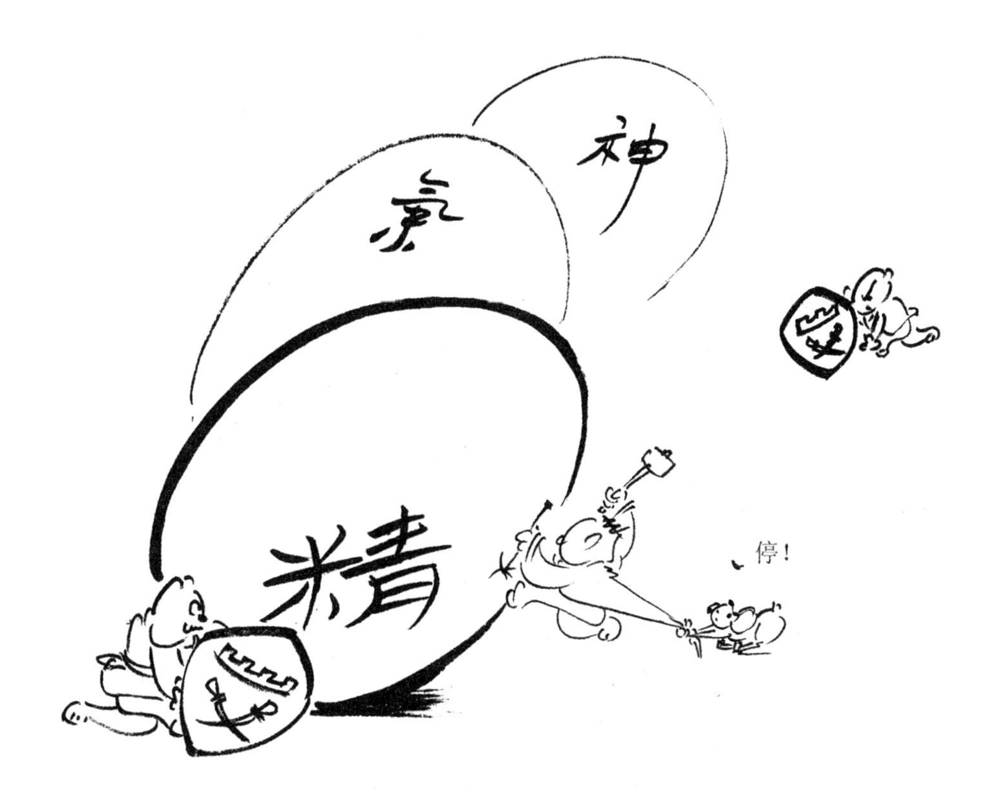

原文

不知持满 不时御神

不知谨慎地保持精气饱满，不善于把握和调养自己的精神而妄耗神气。

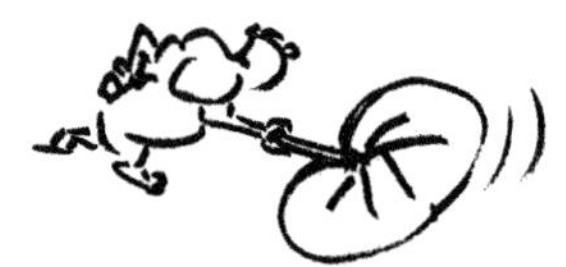

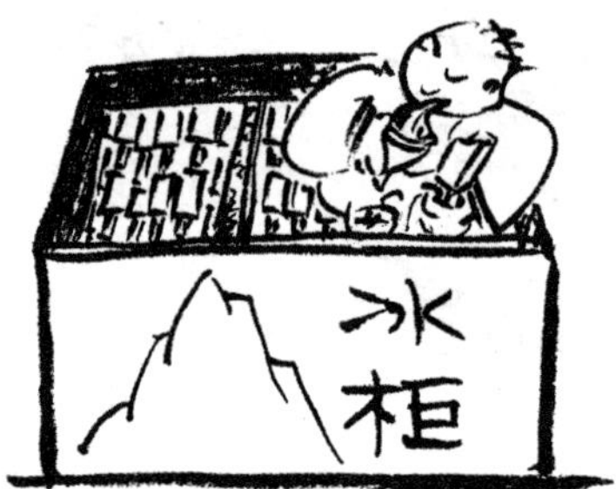

原文

务快其心 逆于生乐

贪图眼前一时快意，违逆生命长久康乐。

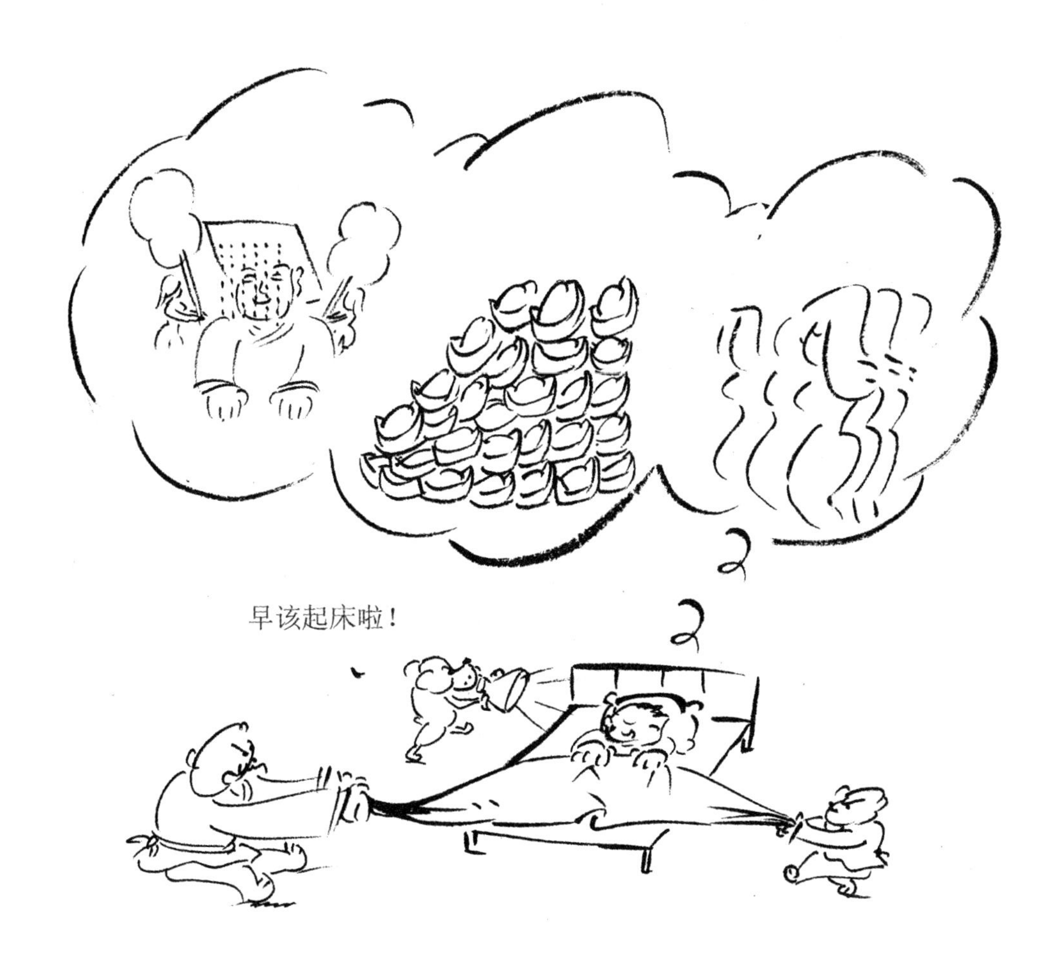

原文

起居无节 故半百而衰也

起居作息无节律等不健康行为，导致人到半百之年就衰老了。

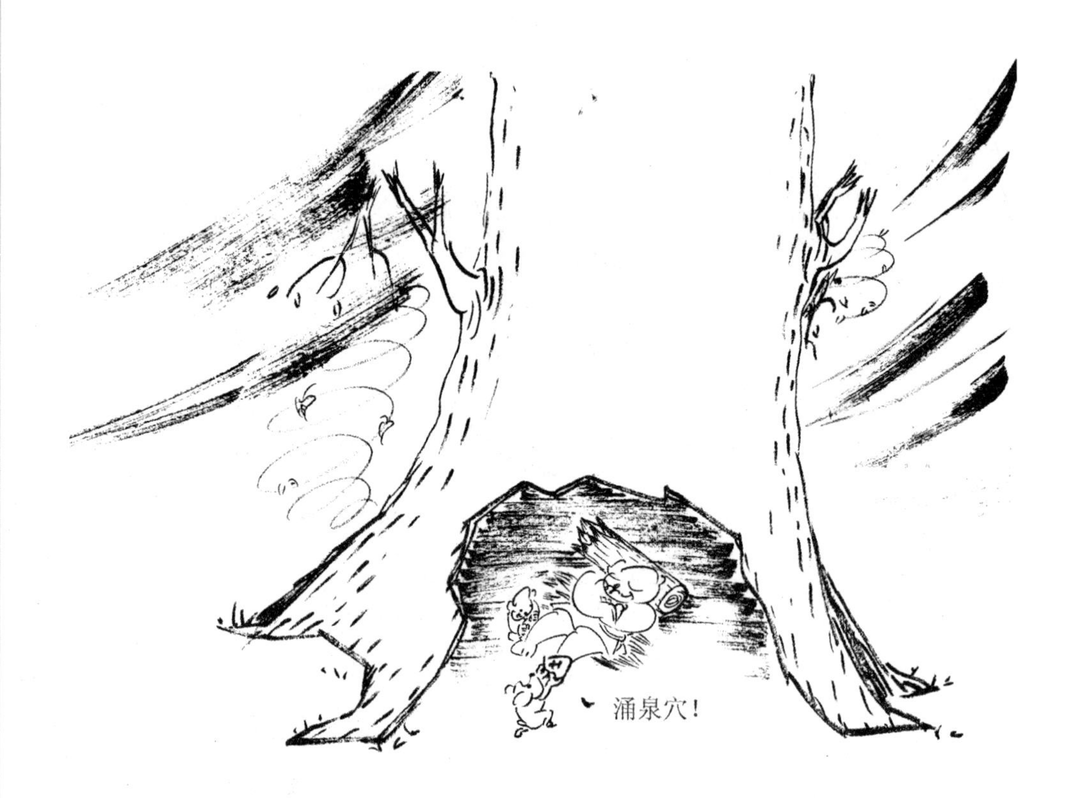

原文

夫上古圣人之教下也 皆谓之虚邪贼风 避之有时

古代圣贤传授养生之道时，总是讲，四时不正之气要及时加以防范。

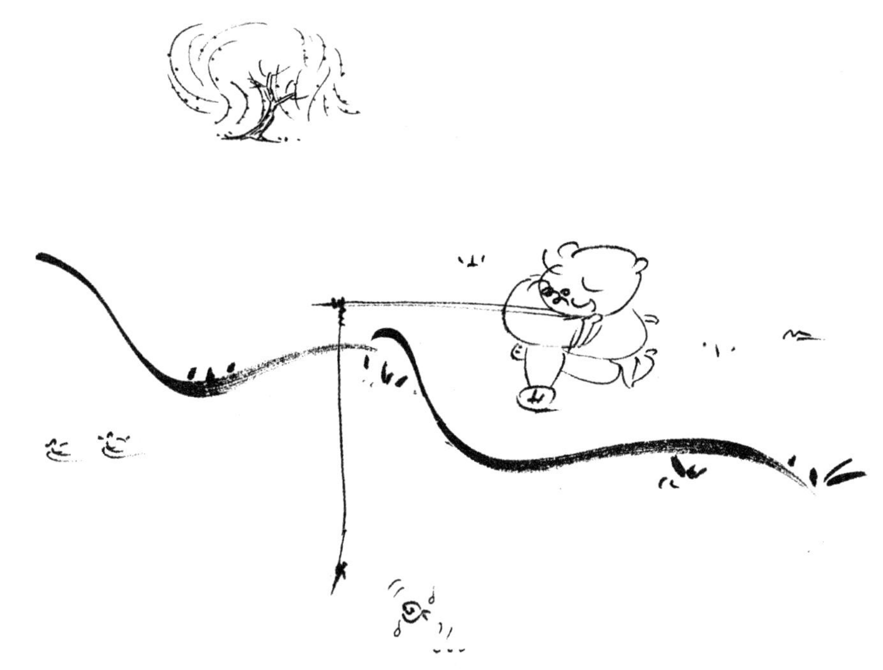

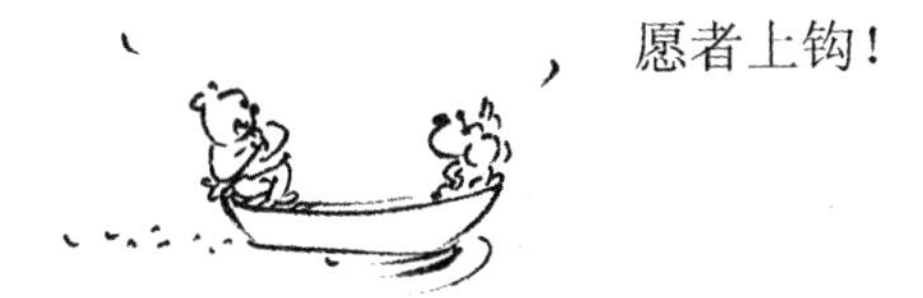

原文

恬惔虚无 真气从之

思想安闲清静，没有杂念，使真气和畅。

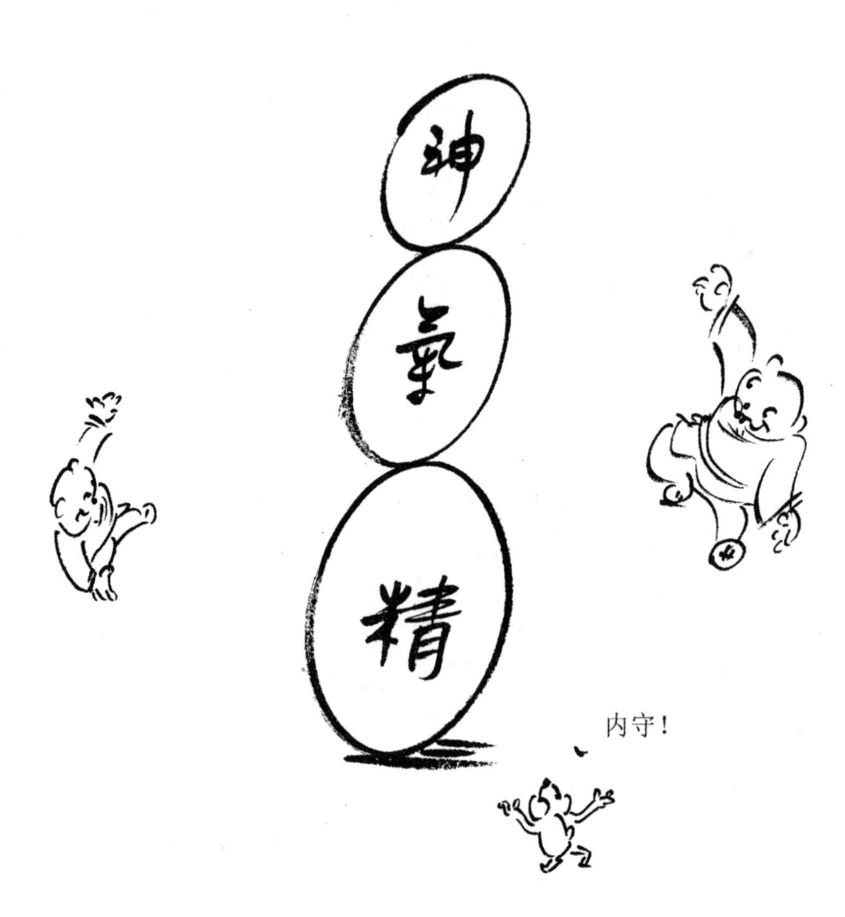

原文

精神内守 病安从来

精神守持于内而不使外耗，就不易受到疾病侵袭。

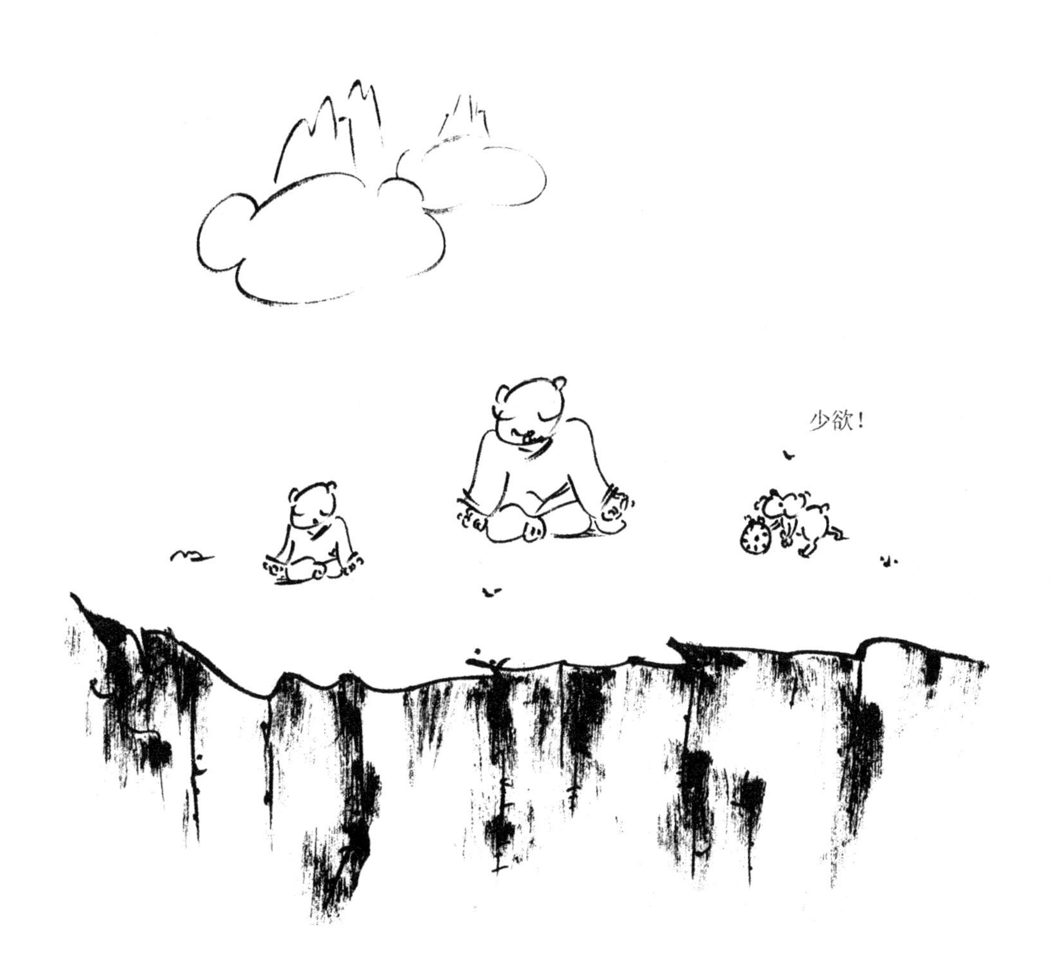

原文

是以志闲而少欲

正因这样，所以能节制情志，减少奢欲，从而使思想清静而少欲。

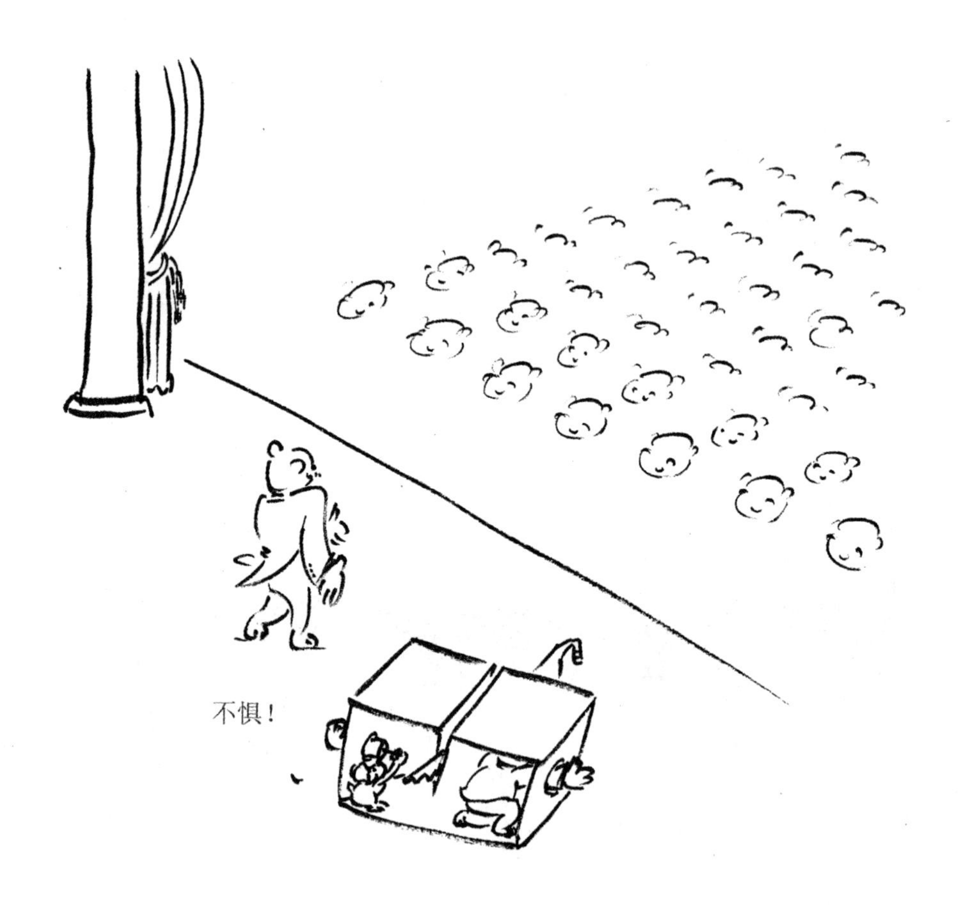

原文

心安而不惧

心境安宁无虑，而不惧怕。

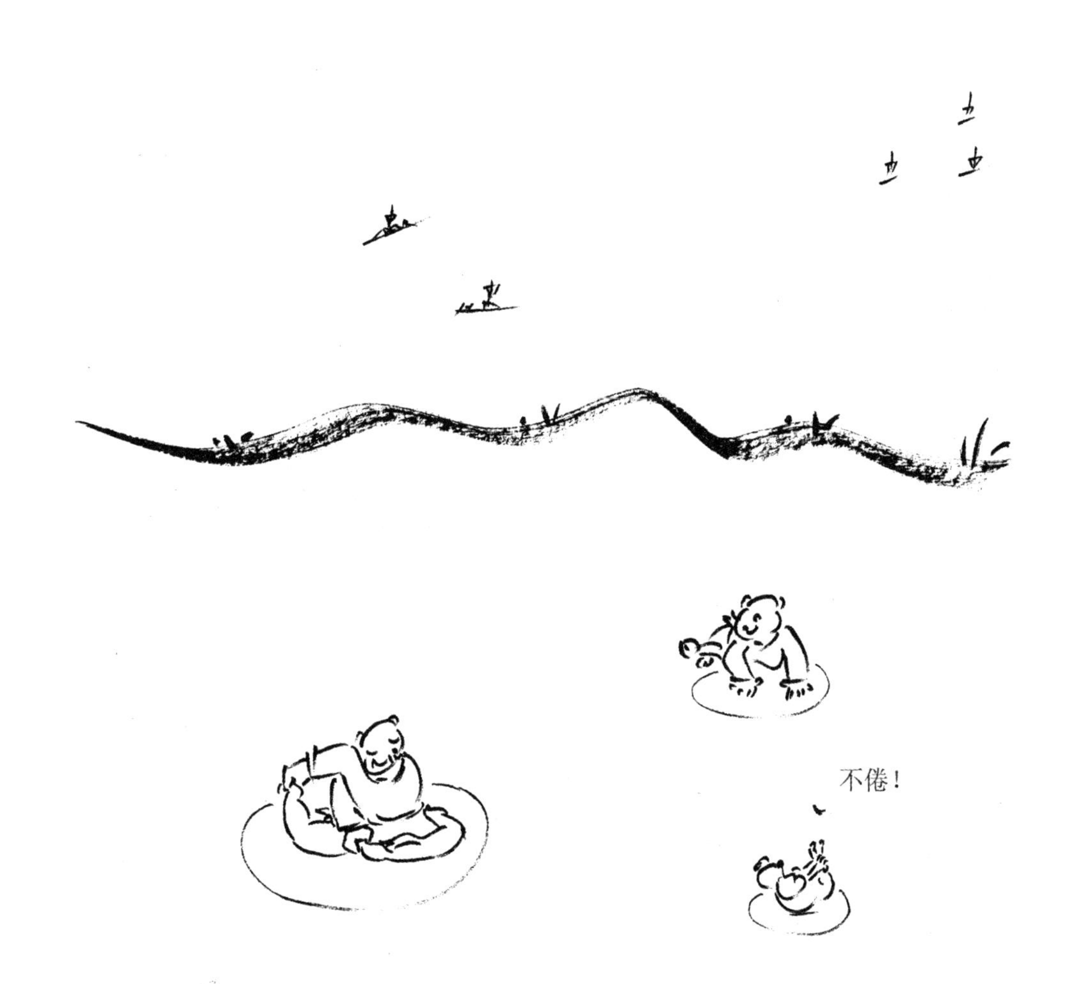

原文

形劳而不倦

形体劳作，而不使疲倦。

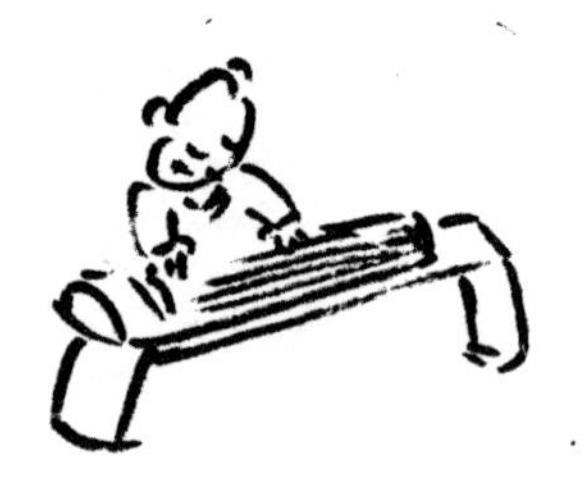

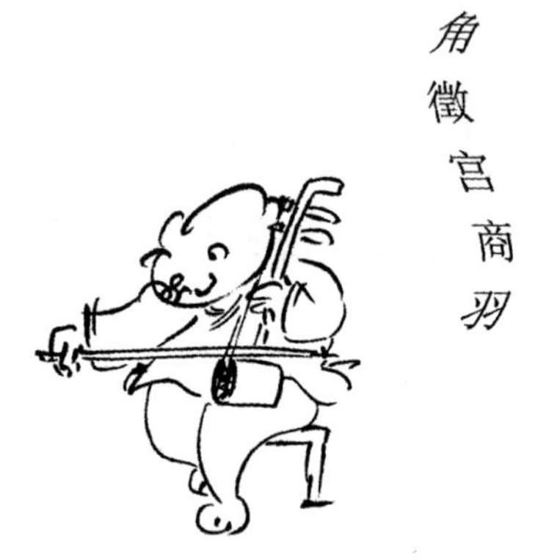

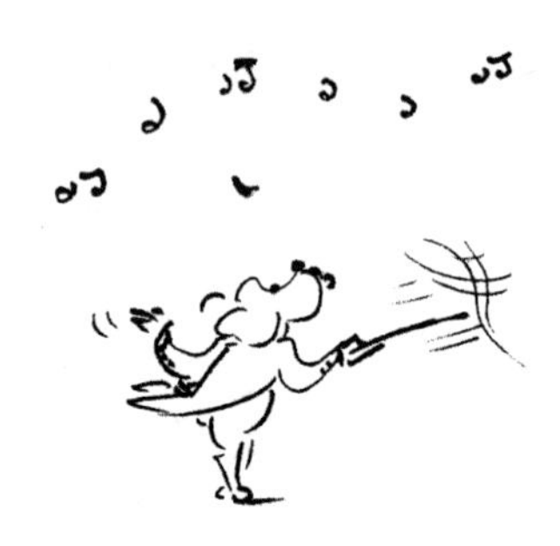

原文

气从以顺

真气调达而和顺。

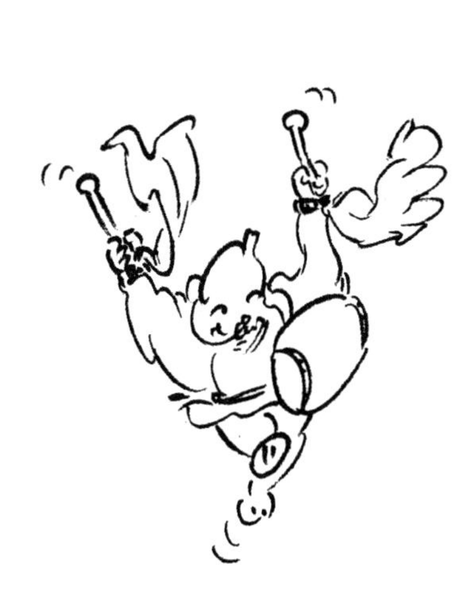

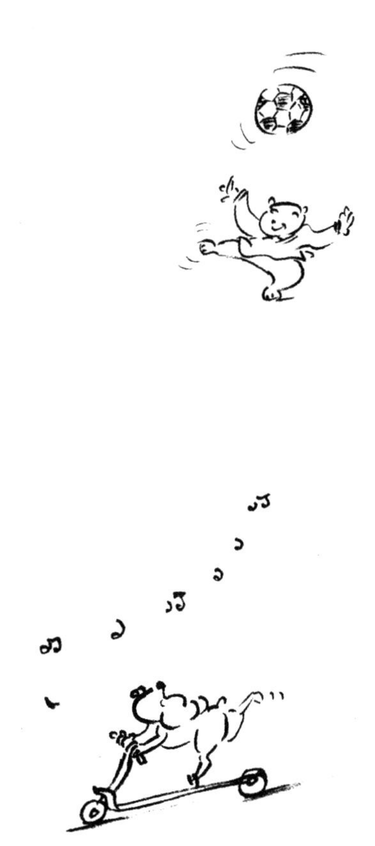

原文

各从其欲 皆得所愿

遵从自己的喜好，愿望都能达到。

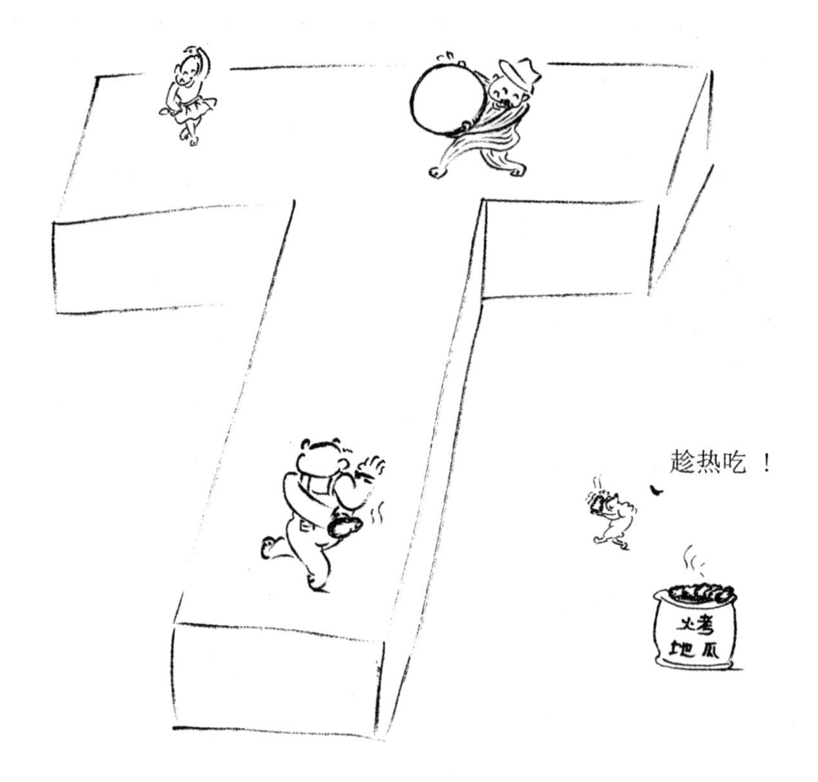

原文

故美其食 任其服 乐其俗

因此，人们吃普通食物都觉得美味，穿着不追求华丽，喜欢乐享各自的习俗。

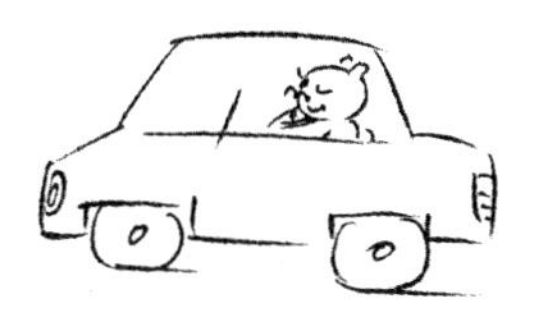

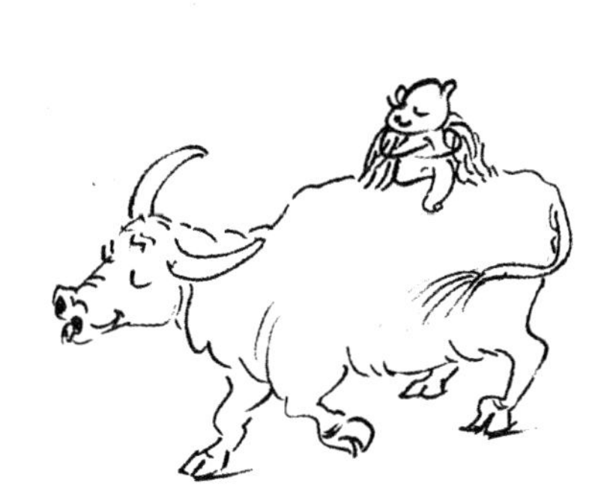

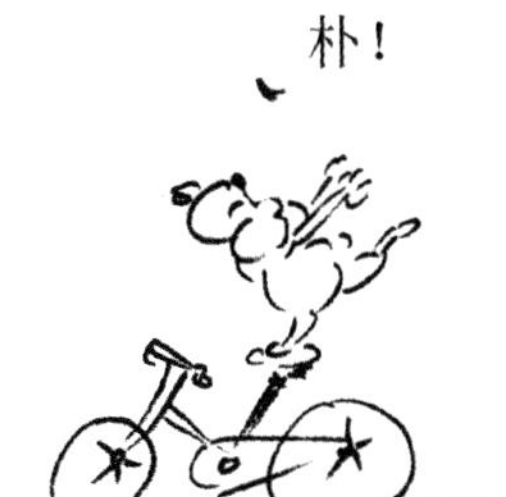

原文

高下不相慕 其民故曰朴

无论社会地位尊卑贵贱而不互相倾慕，安于本位，这些人称得上质朴敦厚。

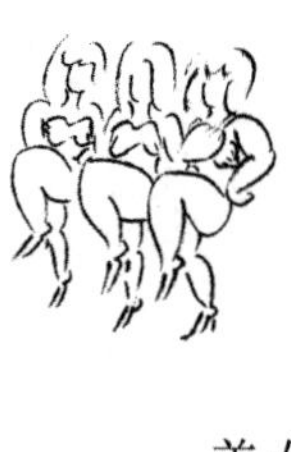

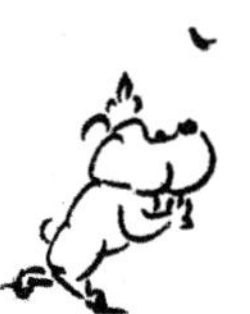

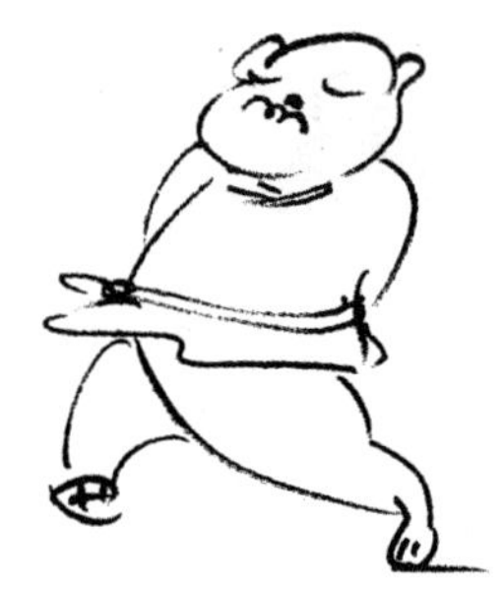

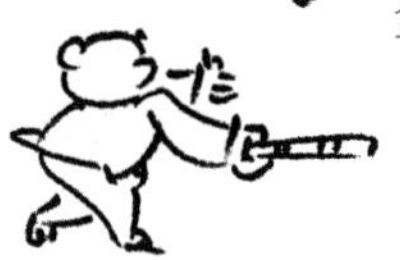

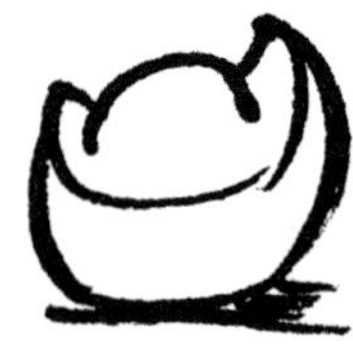

原文

是以嗜欲不能劳其目 淫邪不能惑其心

因而能做到过度的物欲不会引动他们的视听，淫乱邪说也不会扰动他们的心神。

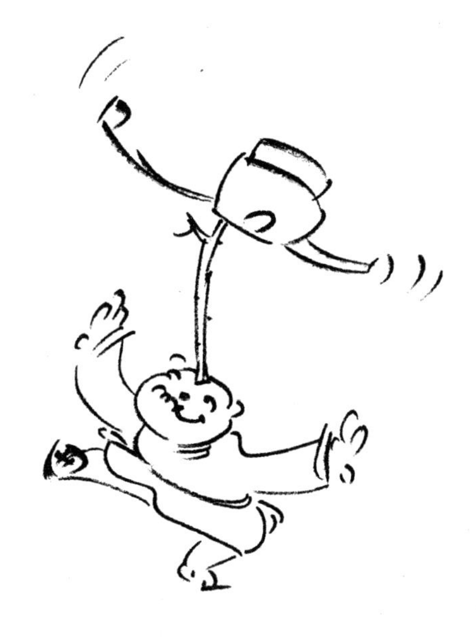

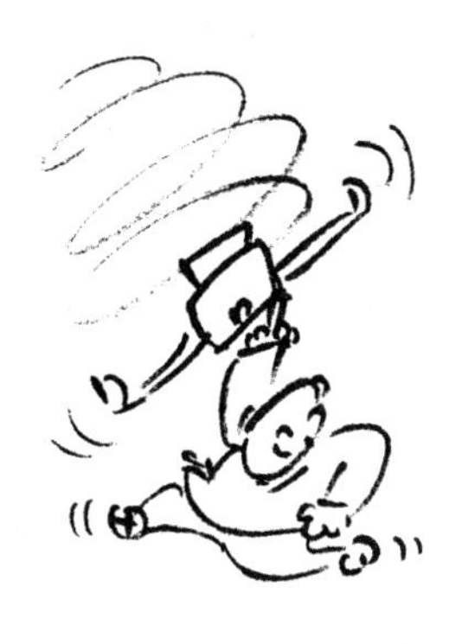

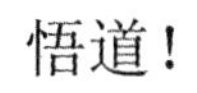

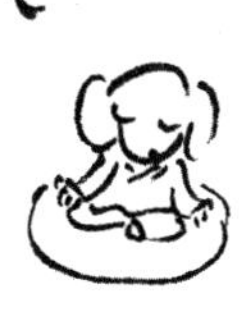

原文

愚智贤不肖 不惧于物 故合于道

不论聪明的、愚笨的、才能大小的，人们皆不为外物所惊扰。如此，方符合养生之道。

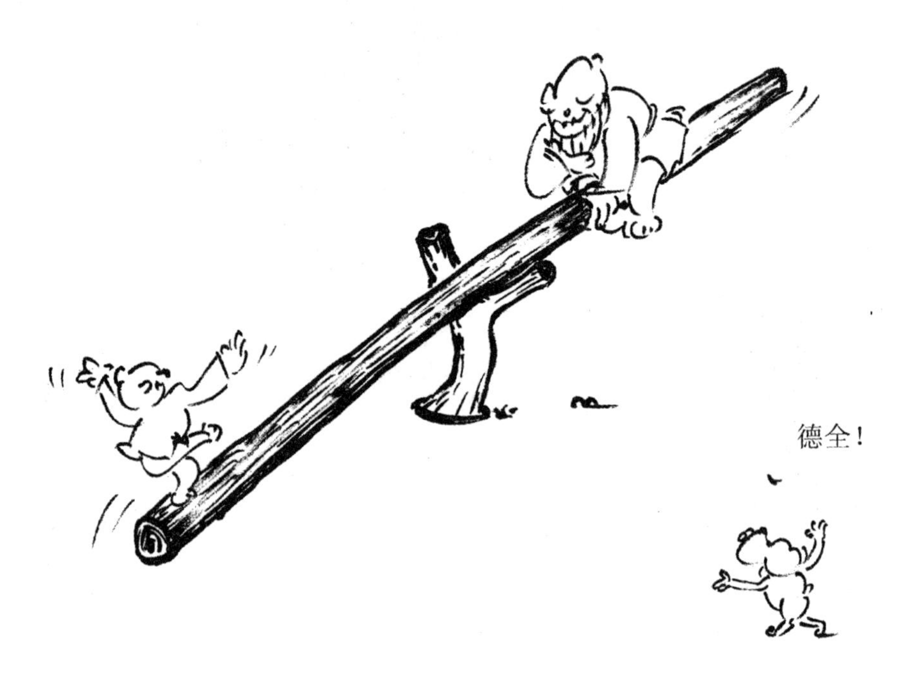

原文

所以能年皆度百岁而动作不衰者 以其德全不危也

他们之所以年龄超百岁，动作仍不显得衰老，是由于全面符合养生之道，不受到过早衰老的危害所致。

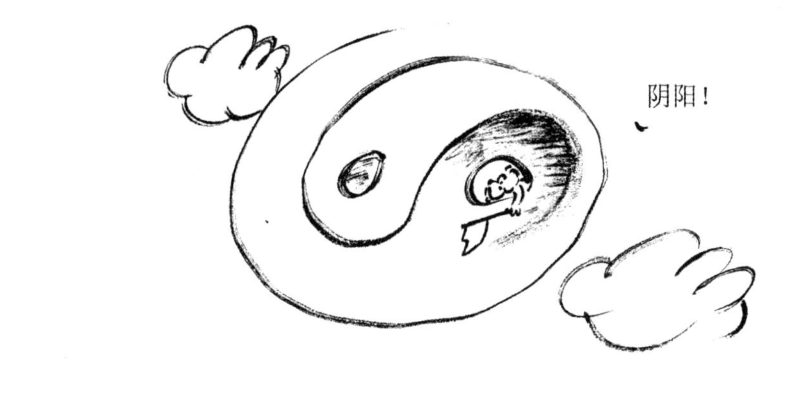

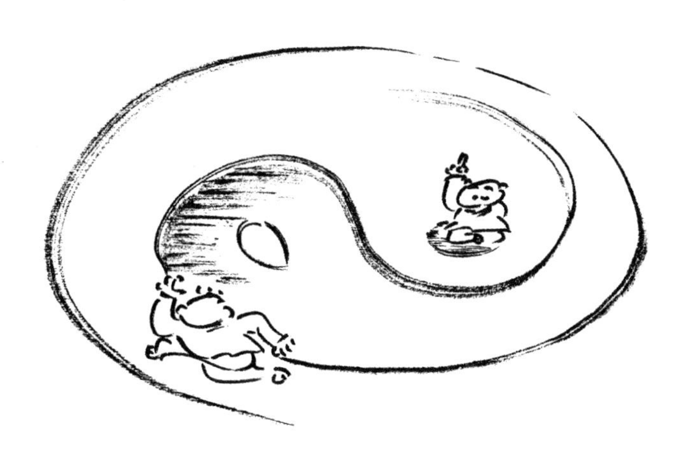

原文

黄帝曰 余闻上古有真人者 提挈天地 把握阴阳

黄帝说：听闻上古有真人，能把握自然界阴阳变化的规律。

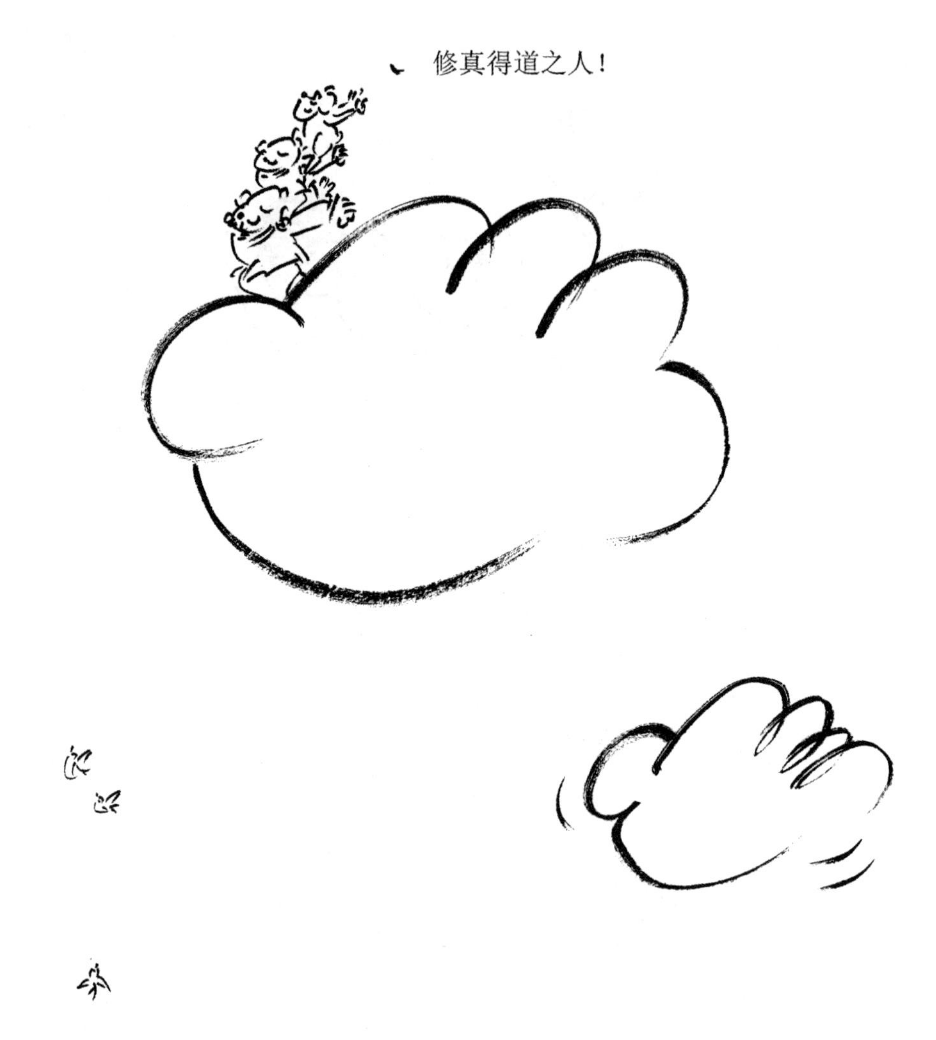

原文

呼吸精气 独立守神 肌肉若一

吐纳调息而汲取天地精气，自主地控制和调节精神，全身筋骨肌肉协调统一。

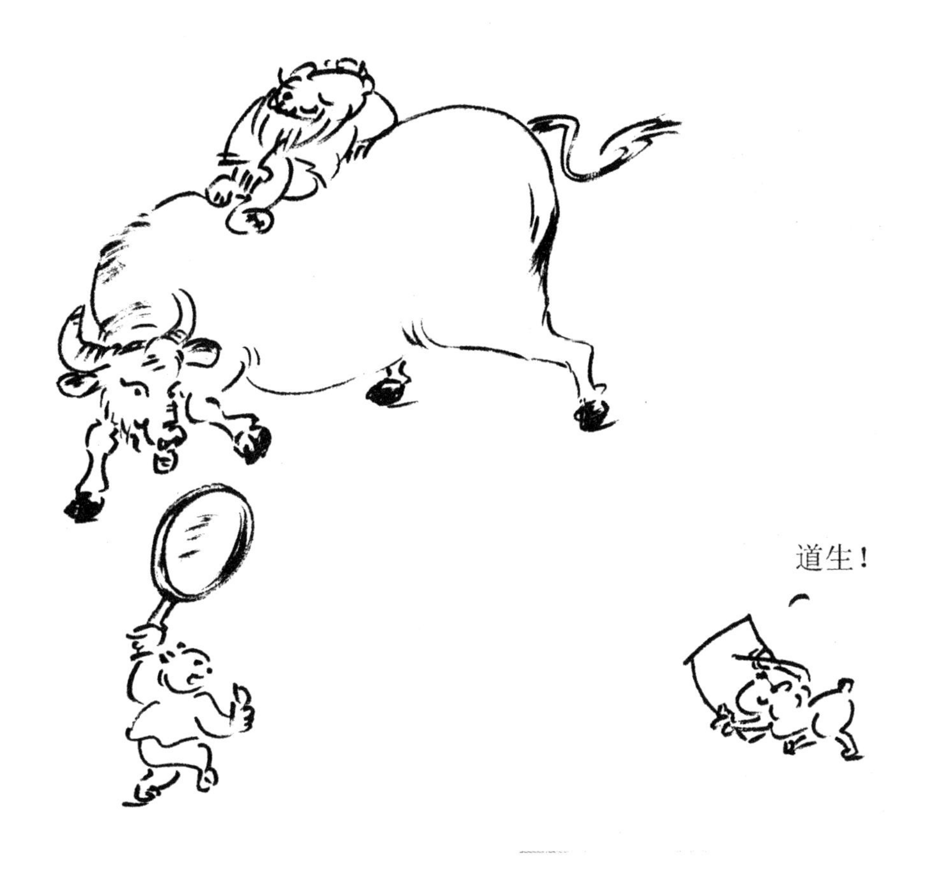

原文

故能寿敝天地 无有终时 此其道生

因此，寿命能如同天地一样的长久。这就是因行为符合养生之道而长生。

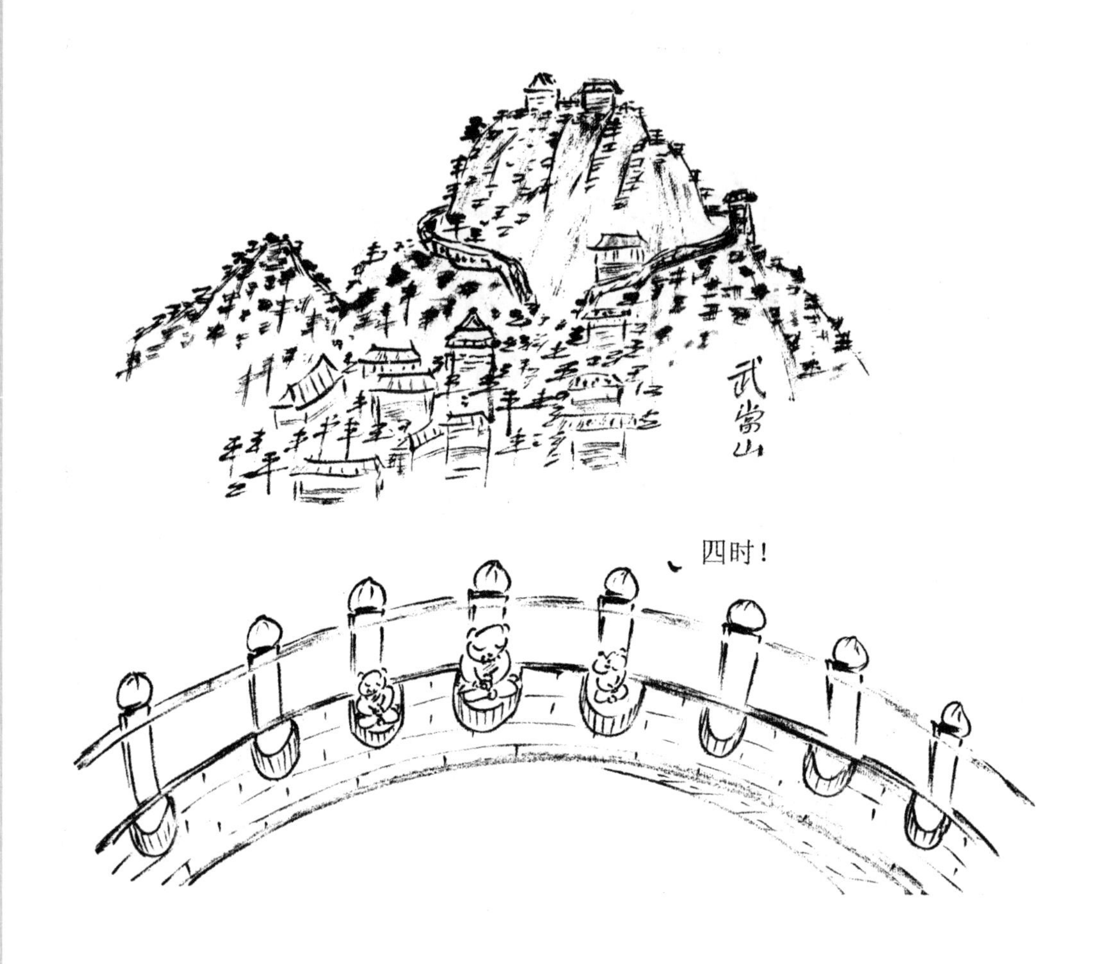

原文

中古之时 有至人者 淳德全道 和于阴阳 调于四时

中古的时候，至人具有淳朴敦厚的品德，全面把握养生之道，应和阴阳升降消长变化，调节自身顺应四时之气。

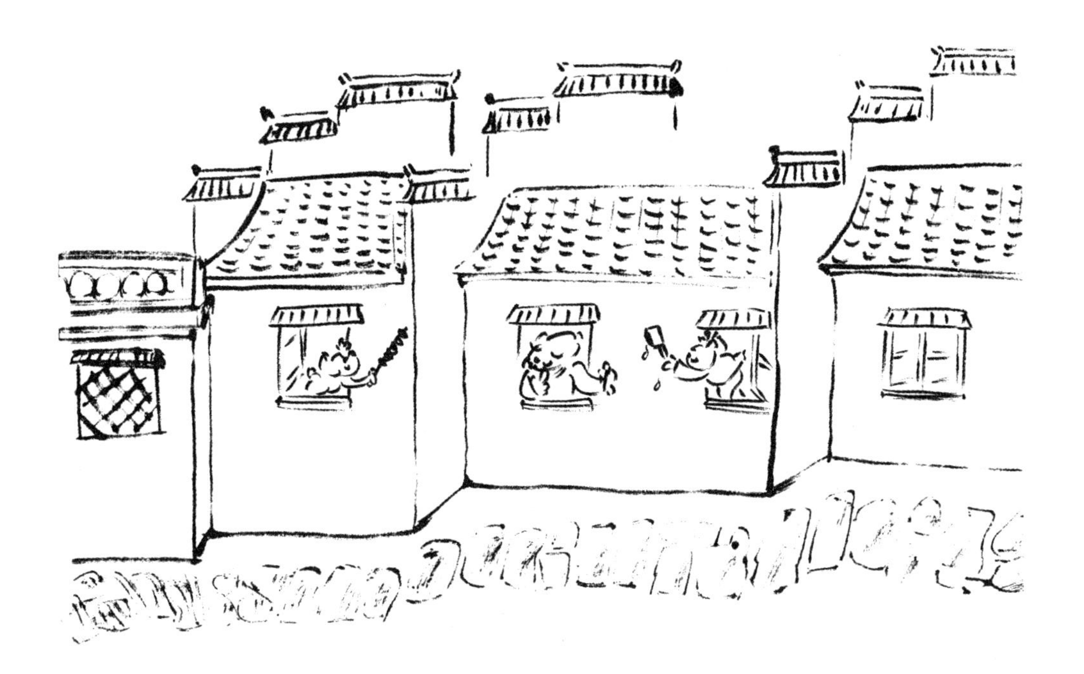

原文

去世离俗 积精全神

避开世俗习气的纷扰，积聚精气，健全精神。

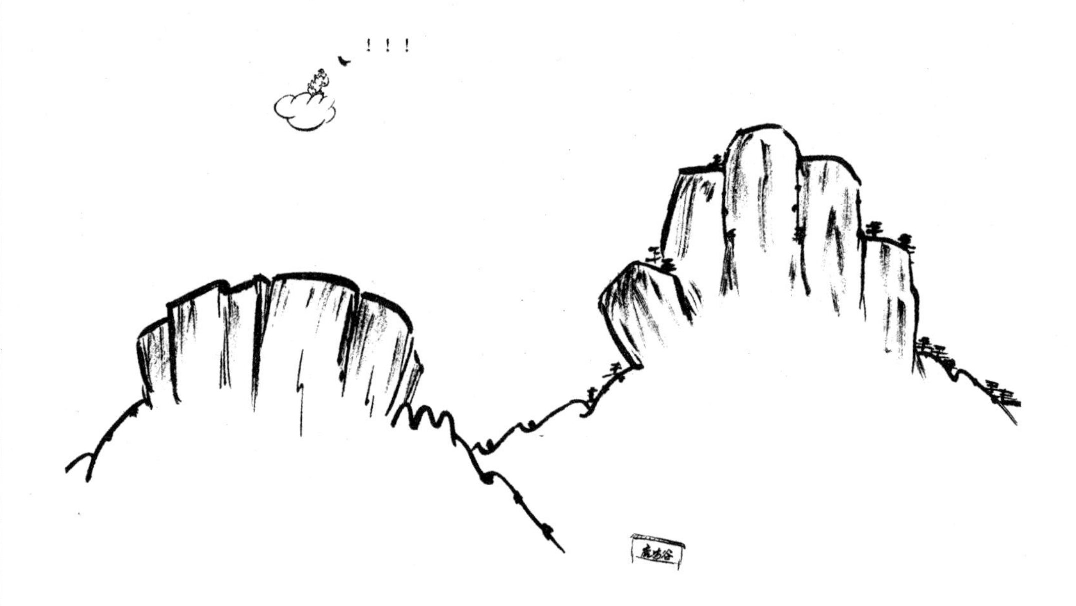

原文

游行天地之间 视听八达之外

形体游行于天地之间，视力听觉远及八方。

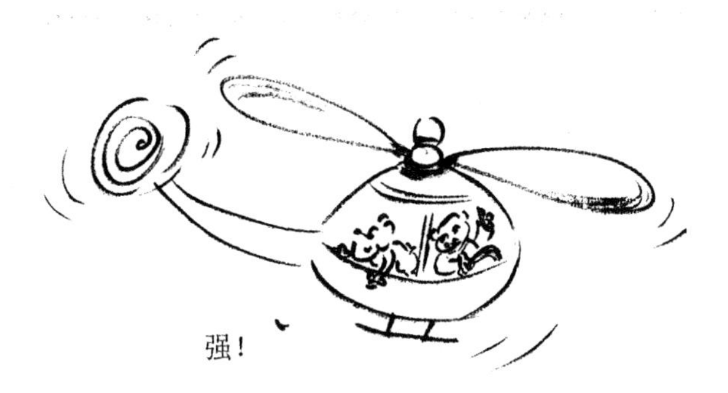

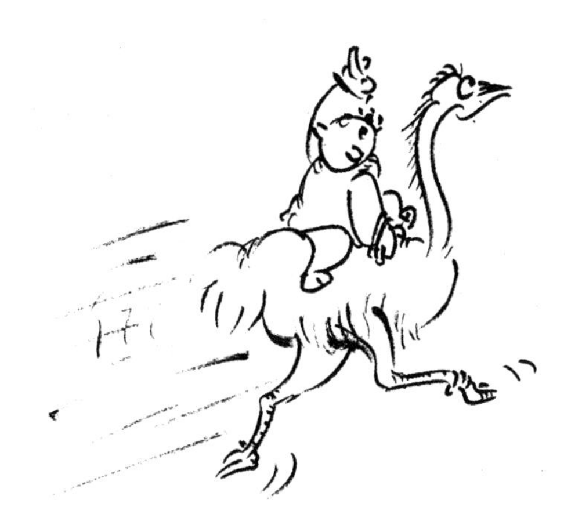

原文

此盖益其寿命而强者也 亦归于真人

这种人也能达到较高的养生境界，也可以归属于真人。

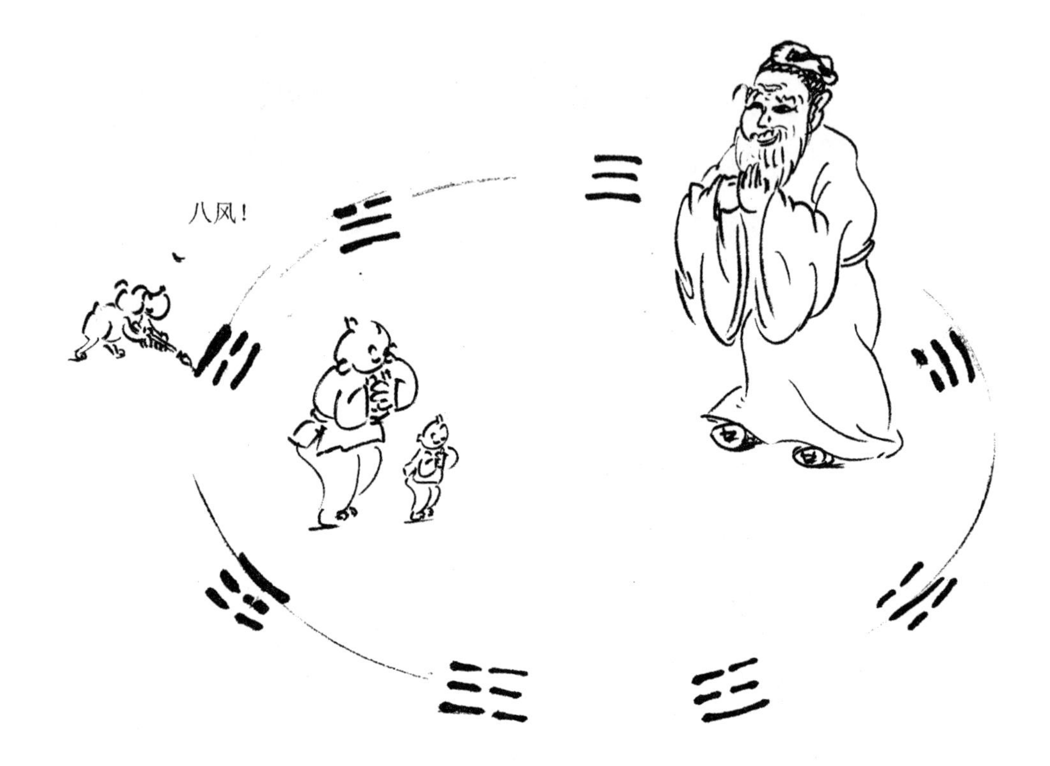

原文

其次有圣人者 处天地之和 从八风之理

其次，圣人养生，享天地间淳和之气，顺从环境、时节、气候的变化，避邪安正。

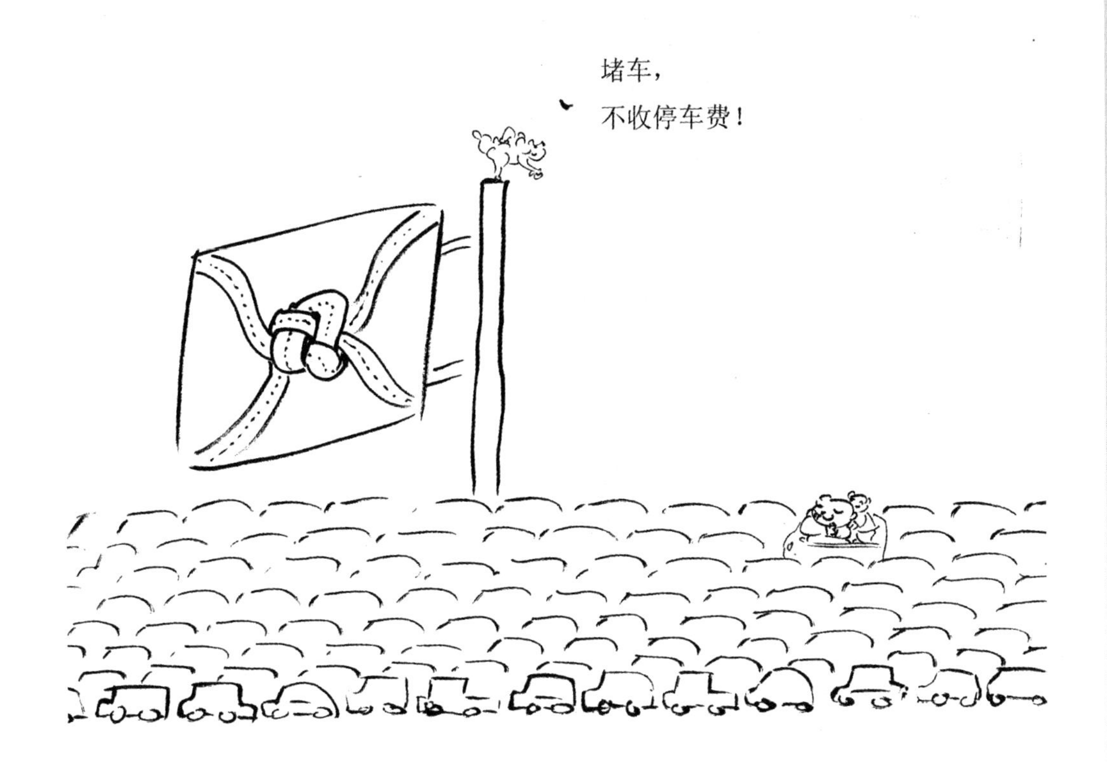

原文

适嗜欲于世俗之间 无恚嗔之心

适应世俗生活，不恼怒，不怨恨。

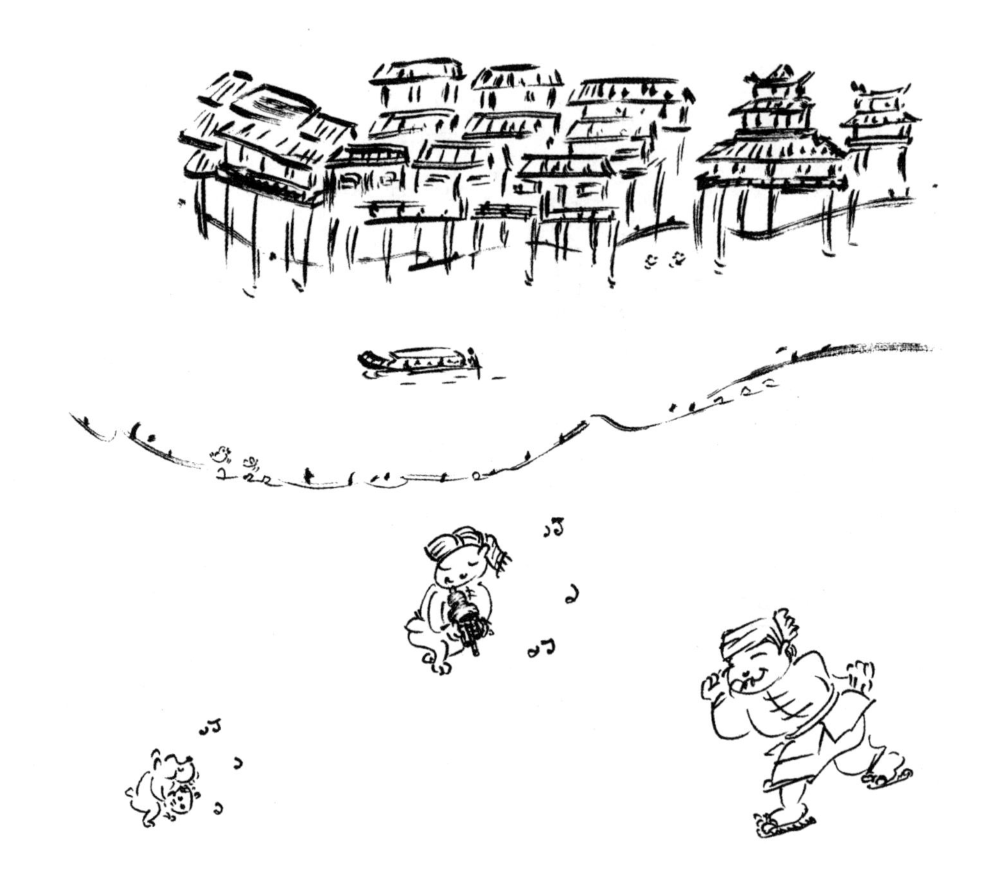

原文

行不欲离于世 被服章 举不欲观于俗

行为不脱离风俗，穿着朴素，举止不炫耀于世俗。

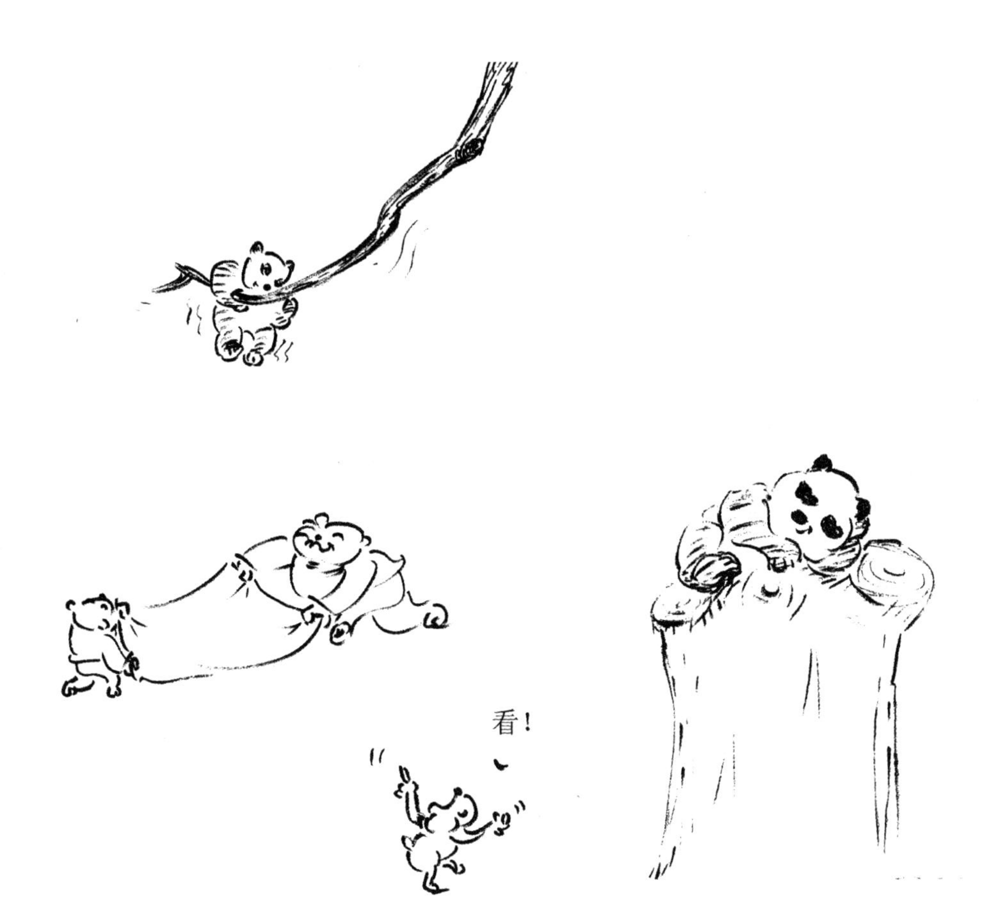

原文

外不劳形于事 内无思想之患

外不使形体劳累过度，内不思虑患得患失。

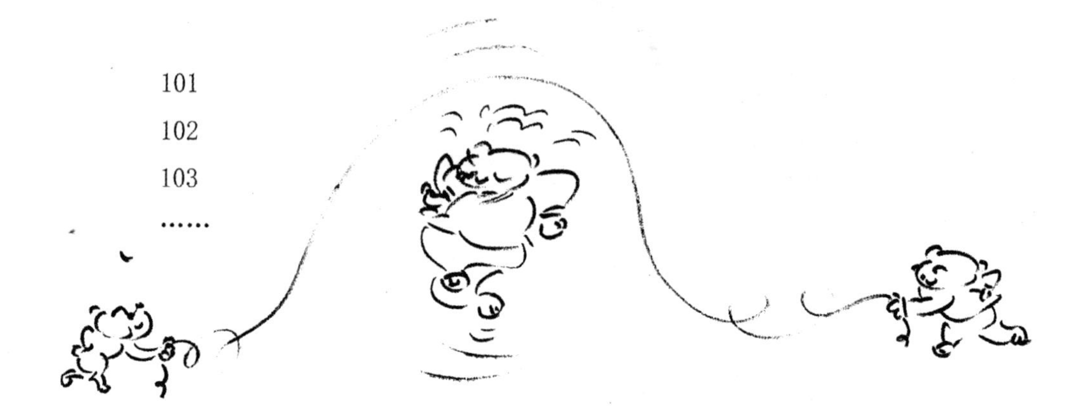

原文

以恬愉为务 以自得为功

追求心神安宁、愉悦，乐享悠然自得。

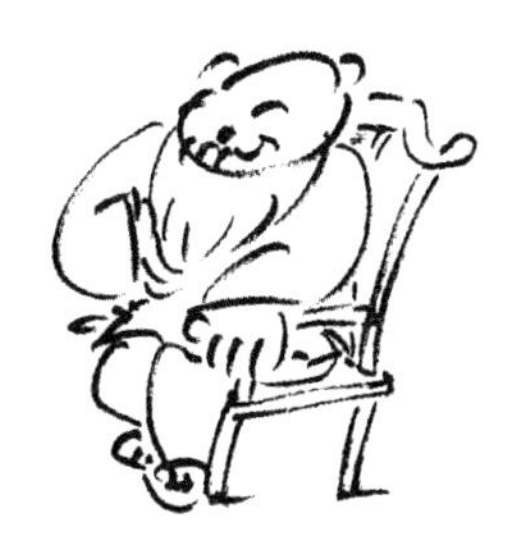

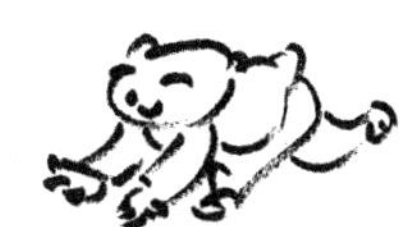

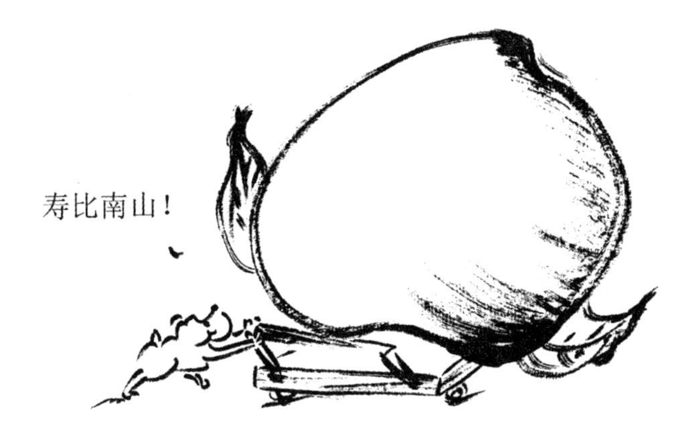

原文

形体不敝 精神不散 亦可以百数

形体健康不疲惫，精神饱满不耗散，也能寿超百岁。

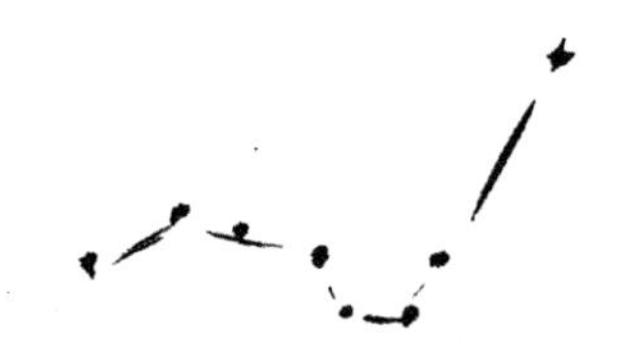

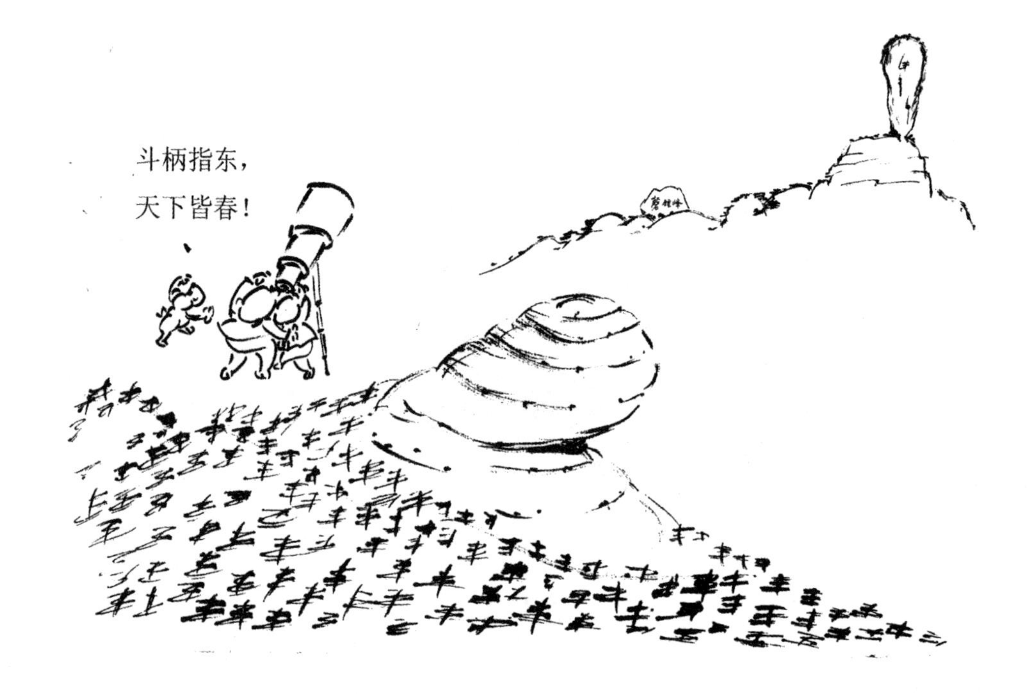

原文

其次有贤人者 法则天地 象似日月 辩列星辰

其次，贤人养生，效法天地阴阳变化之道，仿效日月星辰运行之理，指导养生活动。

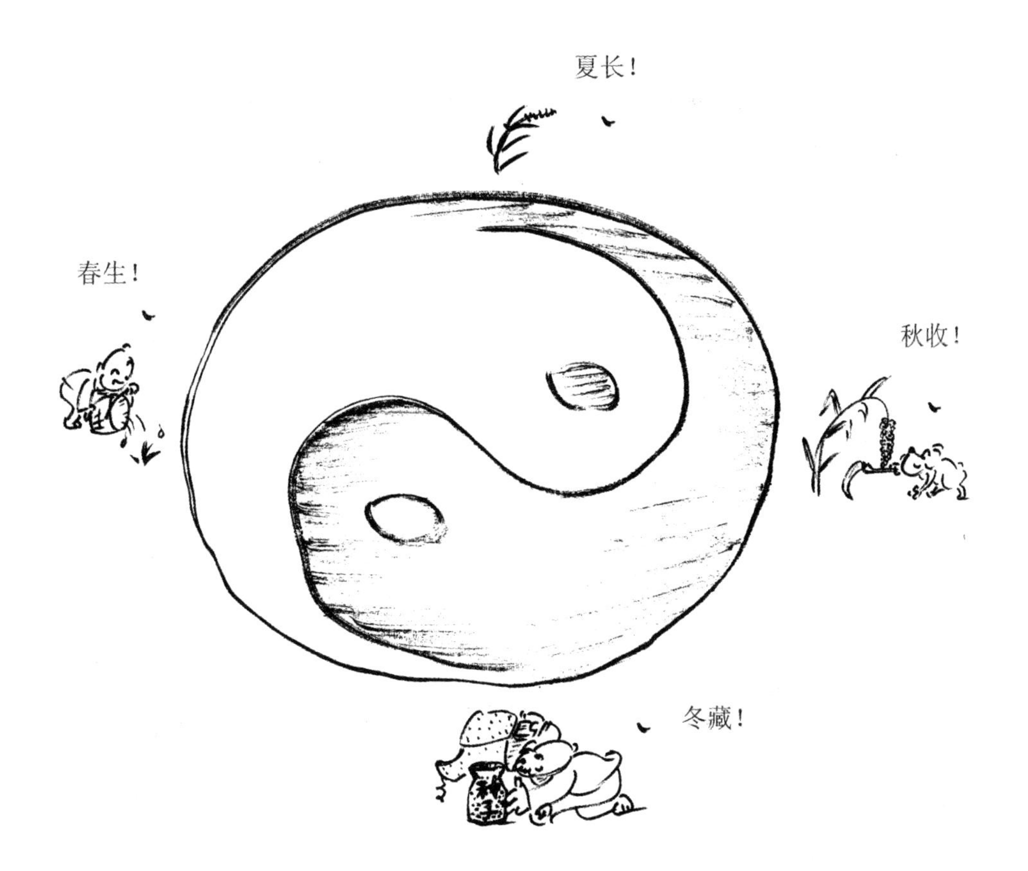

原文

逆从阴阳 分别四时

分别四时之节序，顺从其阴阳变化规律。

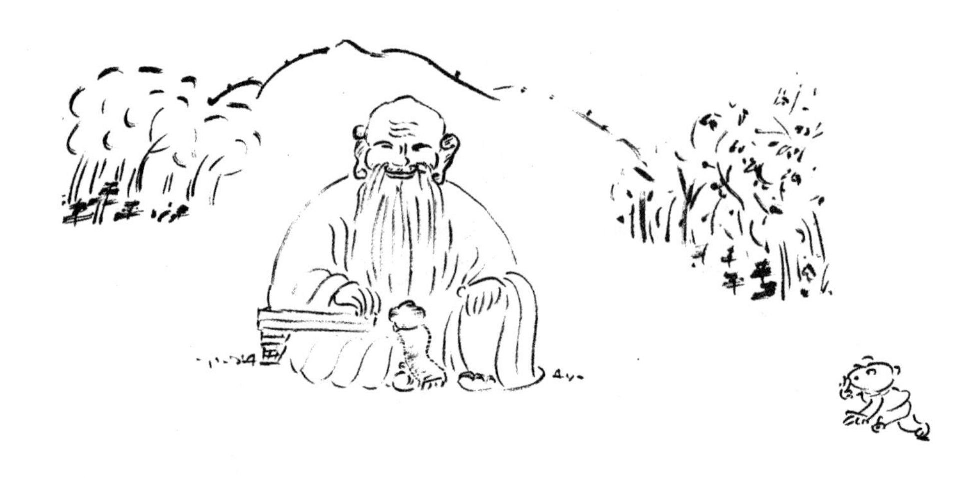

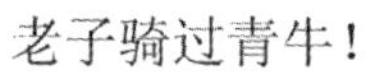

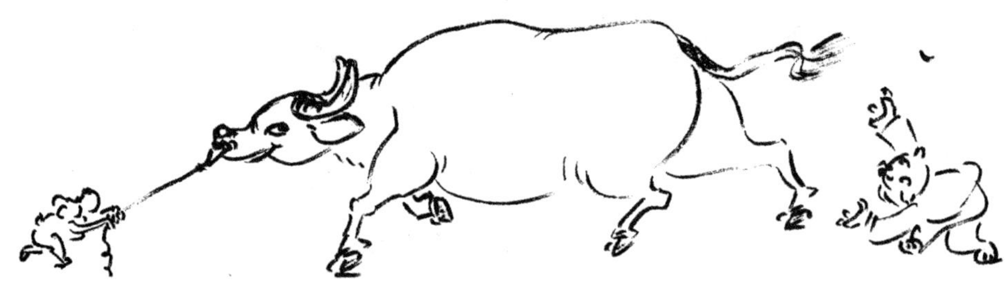

原文

将从上古 合同于道 亦可使益寿而有极时

追随上古之人，使自己的行为符合养生之道，也能够延年益寿。

四气调神大论（节选）

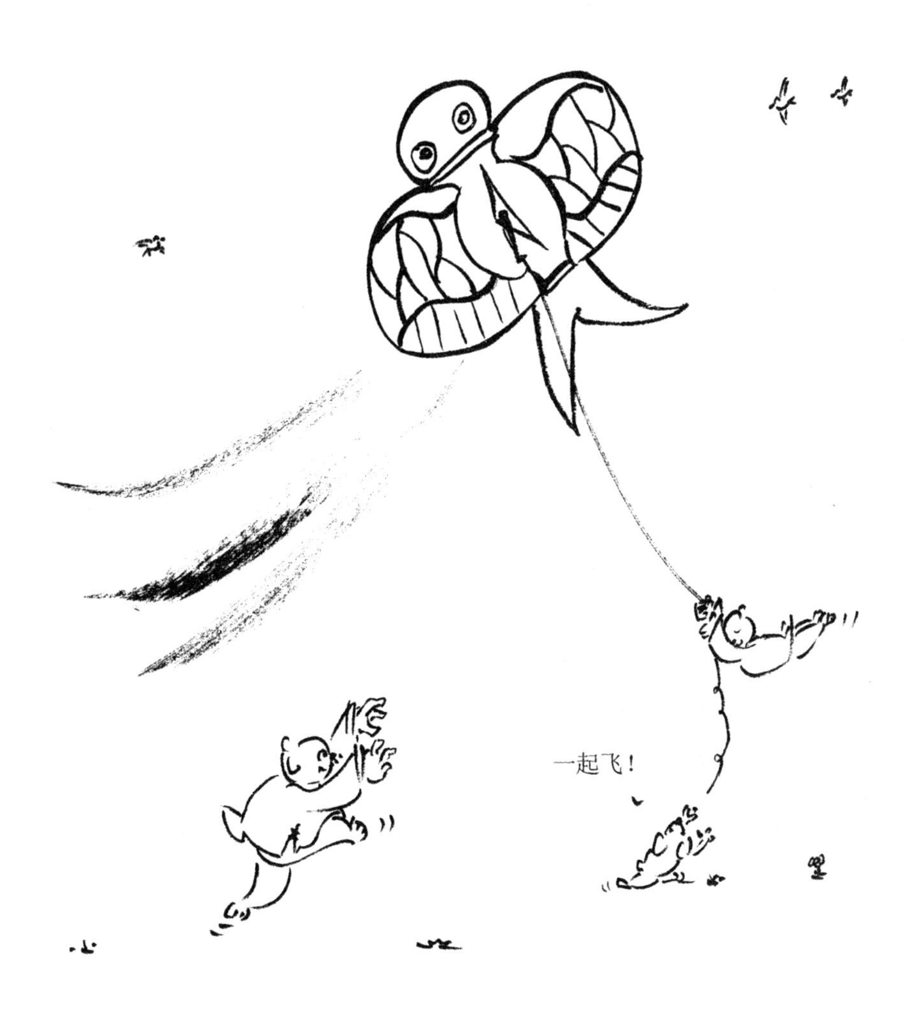

原文

春三月 此谓发陈

春季的三个月，是推陈出新、生命萌发的时令；阳气上升，万物发育。

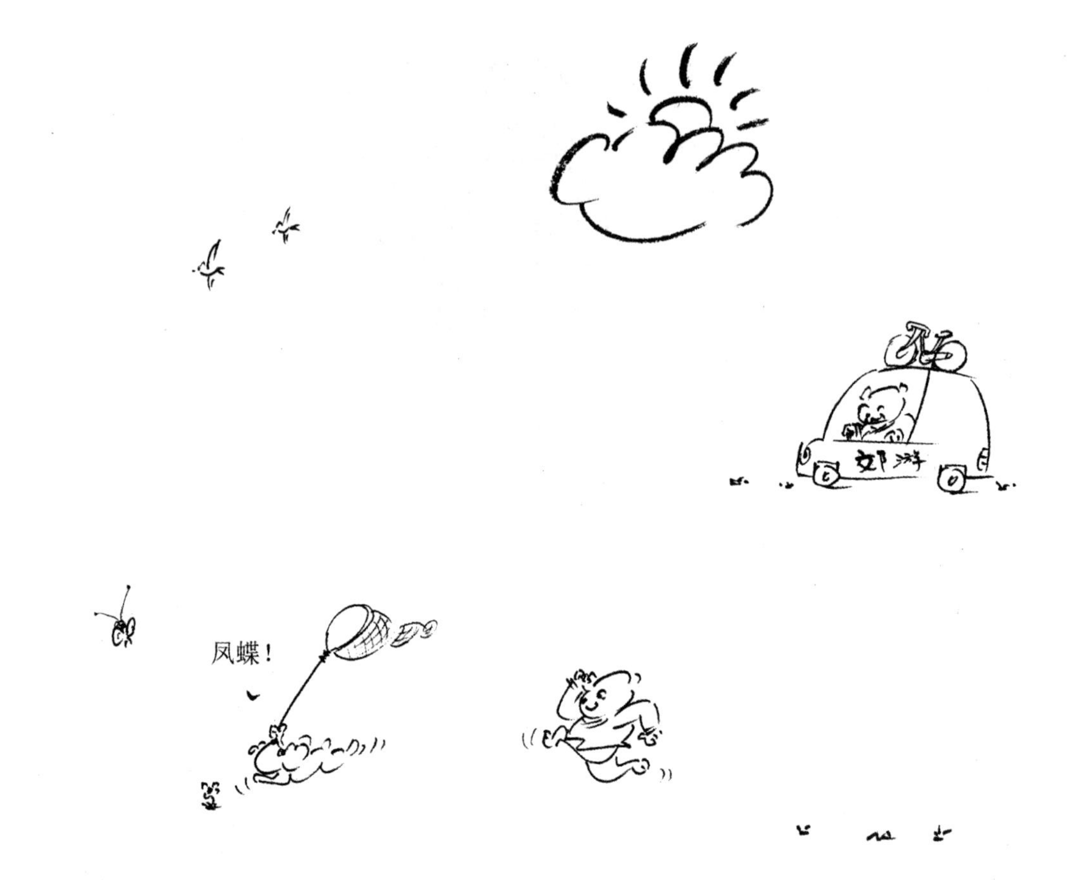

原文

天地俱生 万物以荣

此时，自然界的生发之气都已发动，万物欣欣向荣。

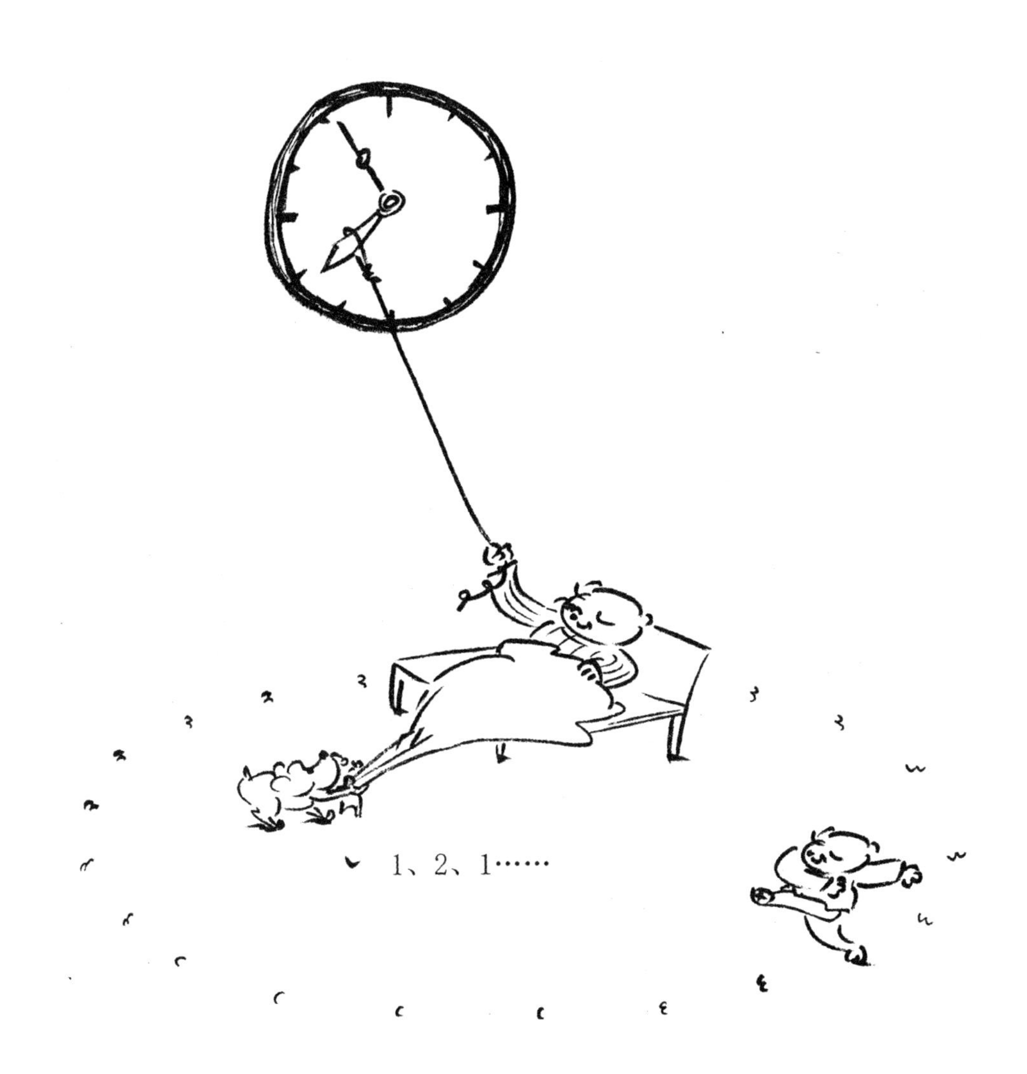

原文

夜卧早起 广步于庭 被发缓形 以使志生

此时令，人们应当入夜即睡眠，早些起身，散开头发，舒展身形，放开步伐在庭院中漫步，使精神志意活动顺应春阳生发之气。

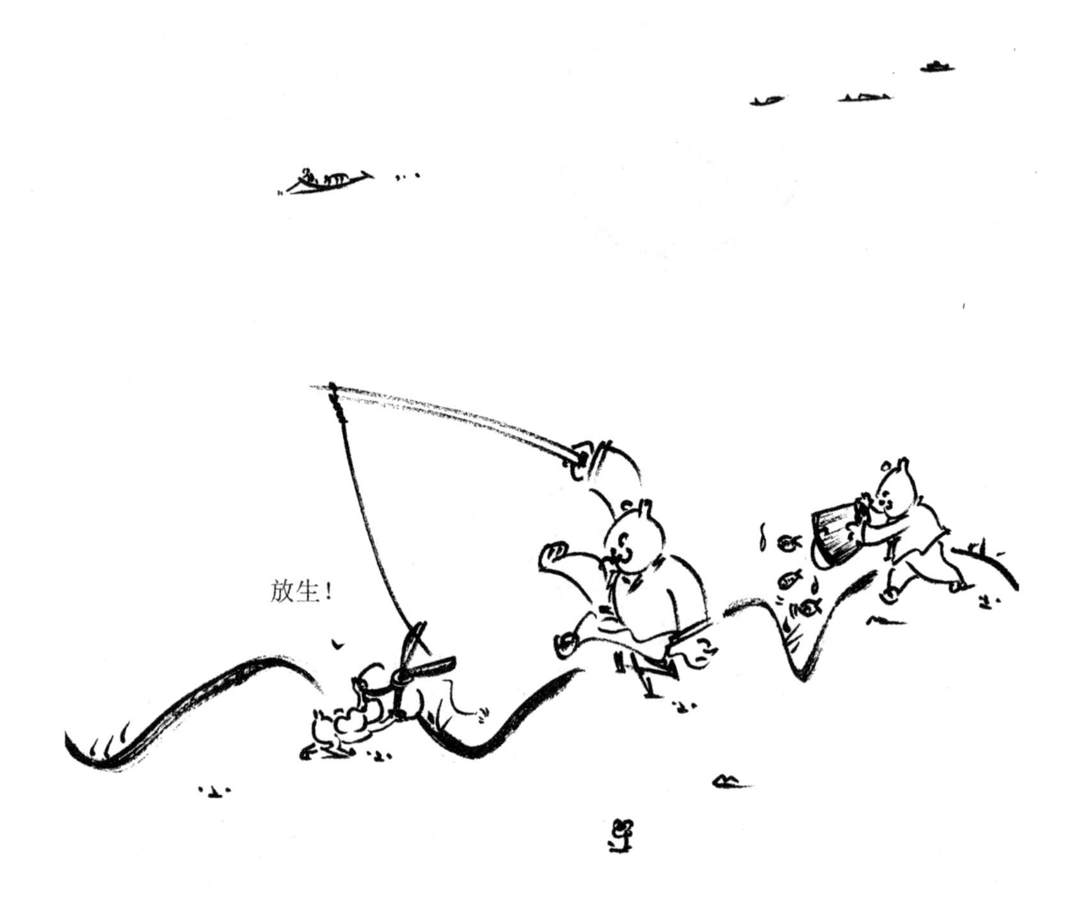

原文

生而勿杀

春季是天地万物焕发生机的时令，不要滥行杀伐。

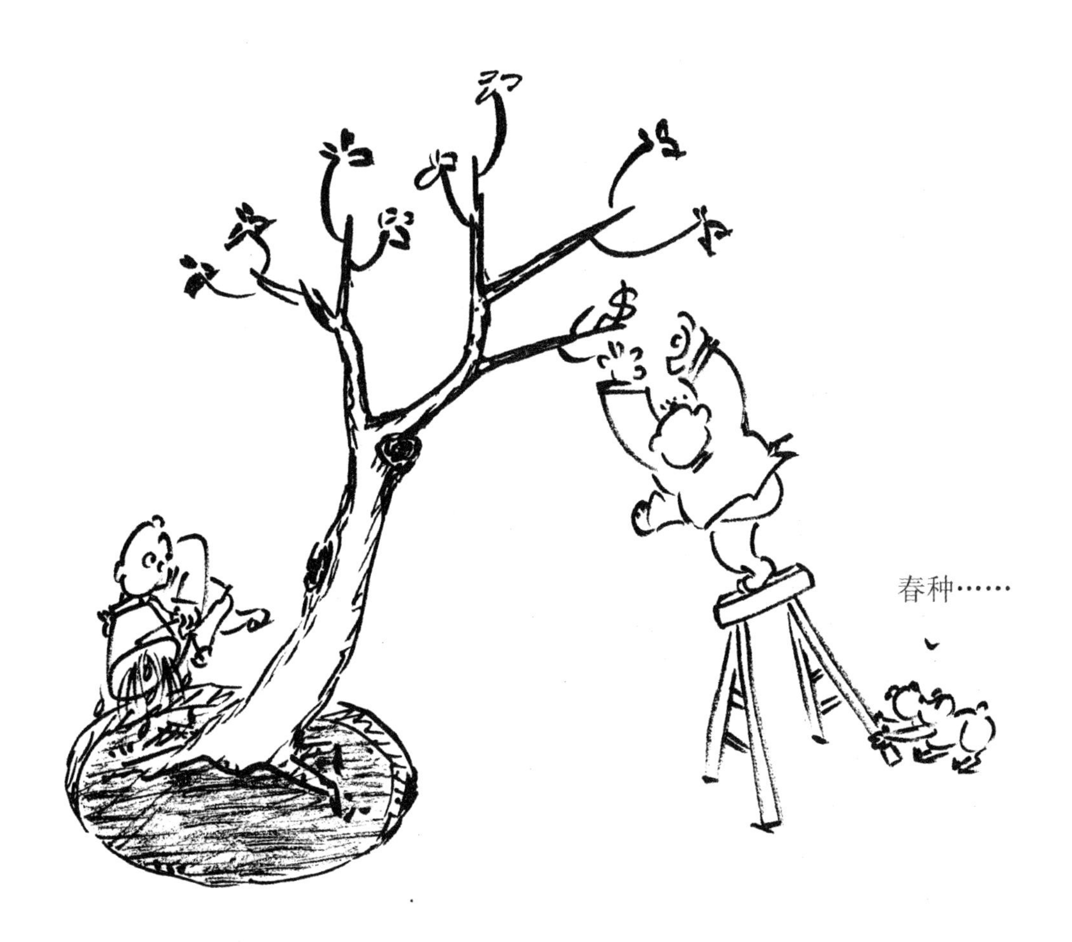

原文

予而勿夺

在春季要多施予，少敛夺。

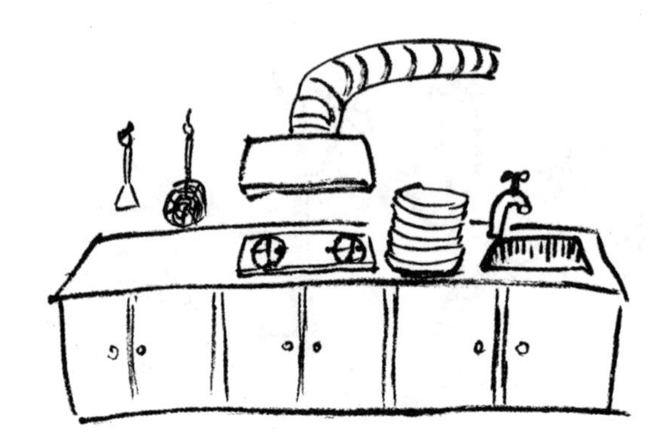

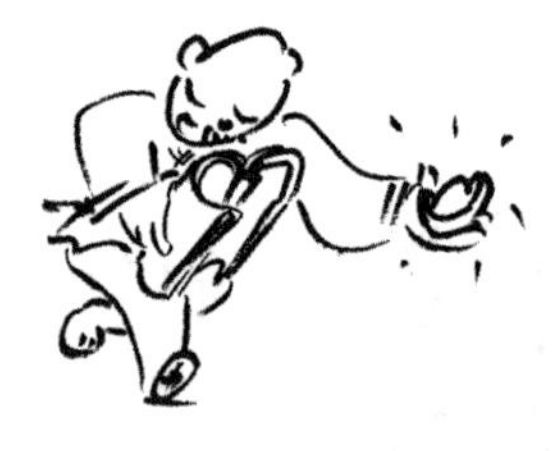

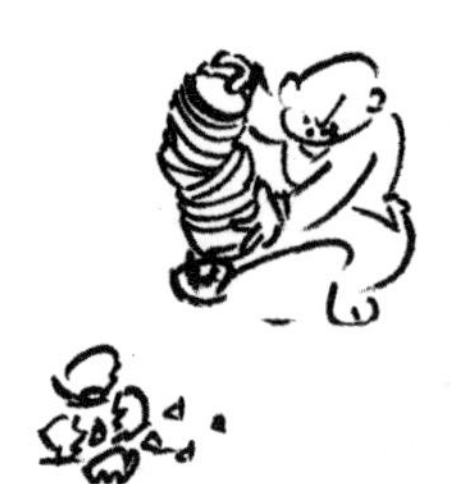

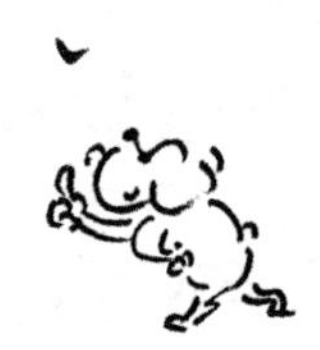

原文

赏而勿罚

在春季要多奖励，少惩罚。

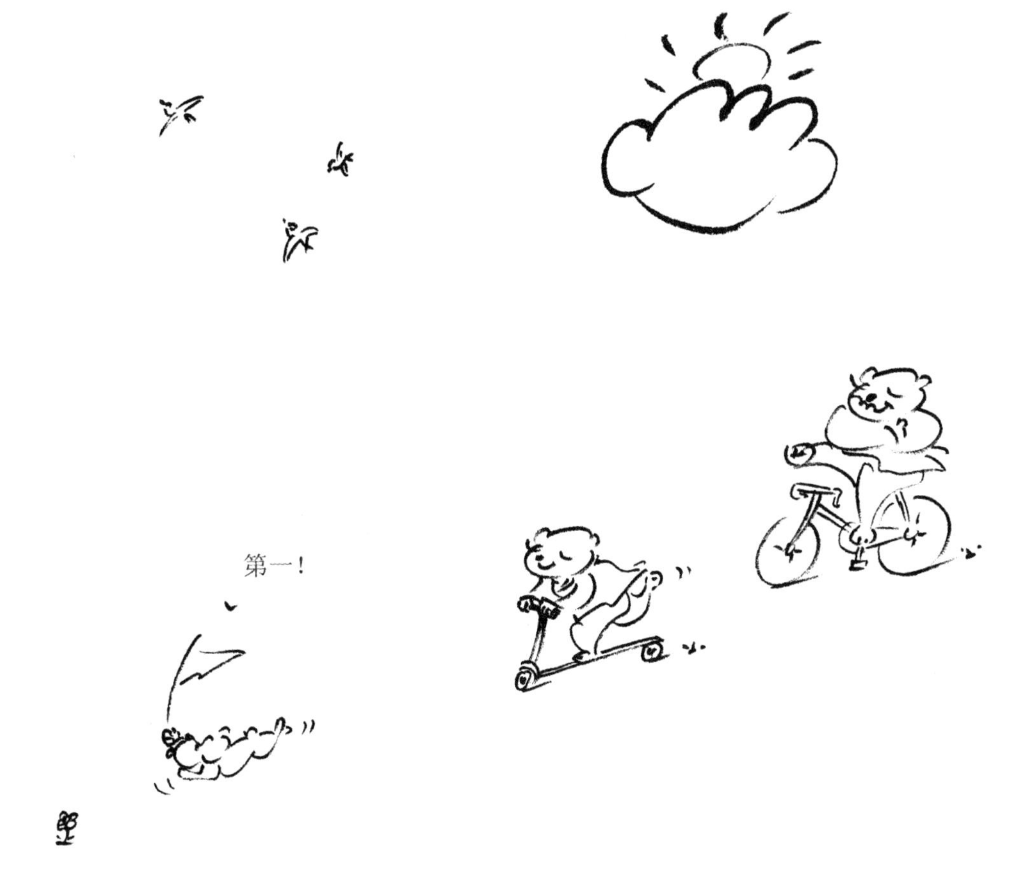

原文

此春气之应 养生之道也

这是顺应春季时令特点，调养春生之气的道理和方法。

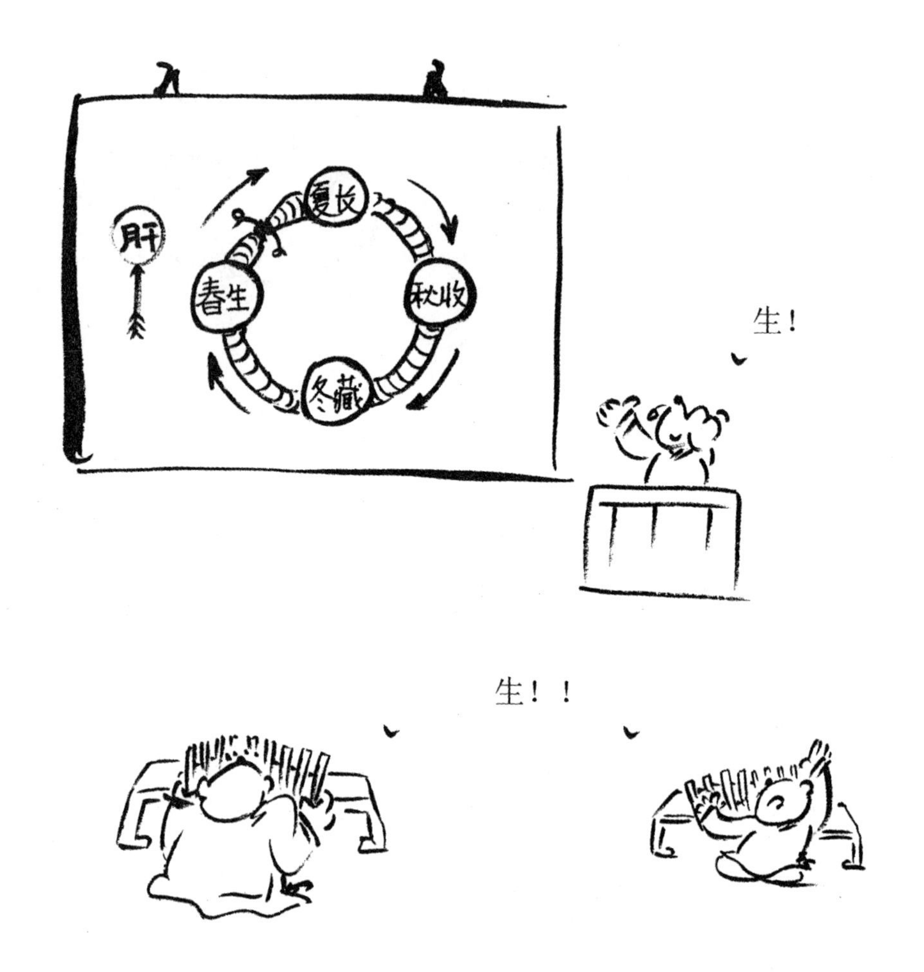

原文

逆之则伤肝 夏为寒变 奉长者少

若违背了春令养生之道，会损伤肝，导致供给夏令长养之气的基础不足，到了夏天就会发生寒性病证。

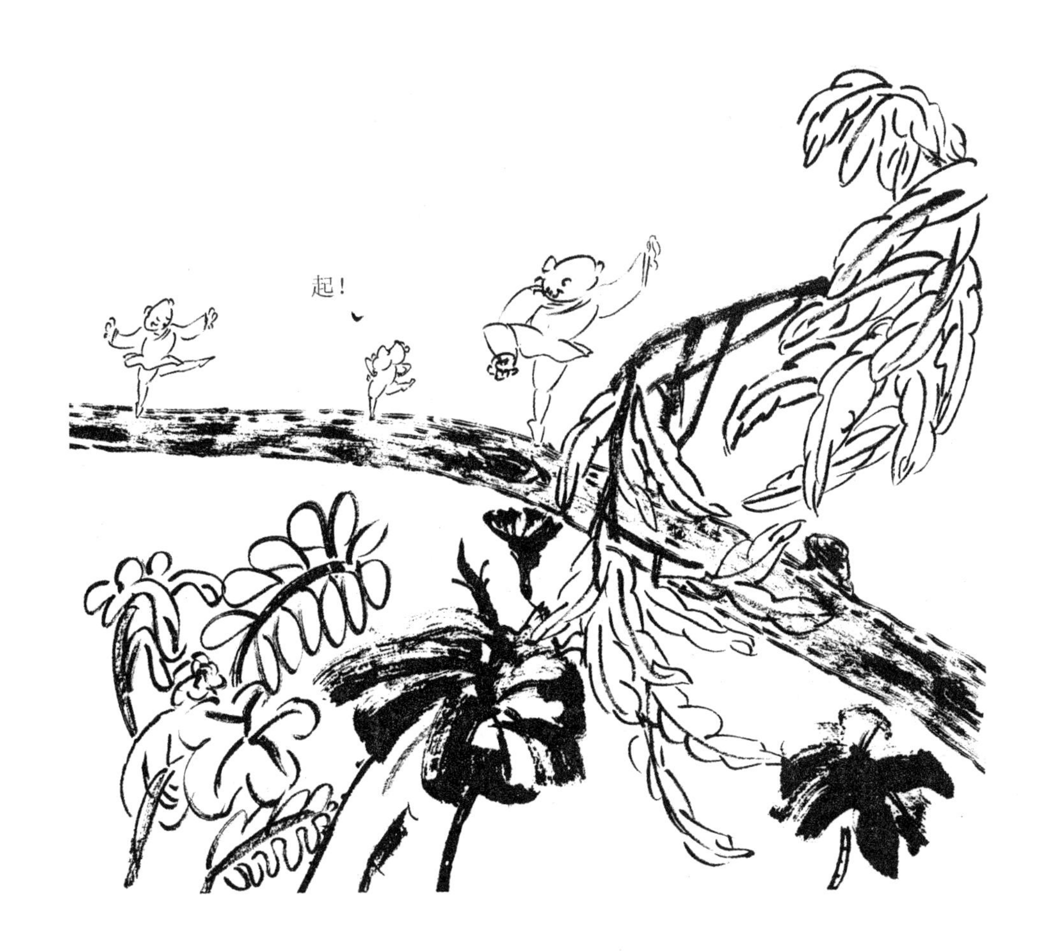

原文

夏三月 此谓蕃秀

夏季的三个月，是自然界万物繁茂秀美的时令。

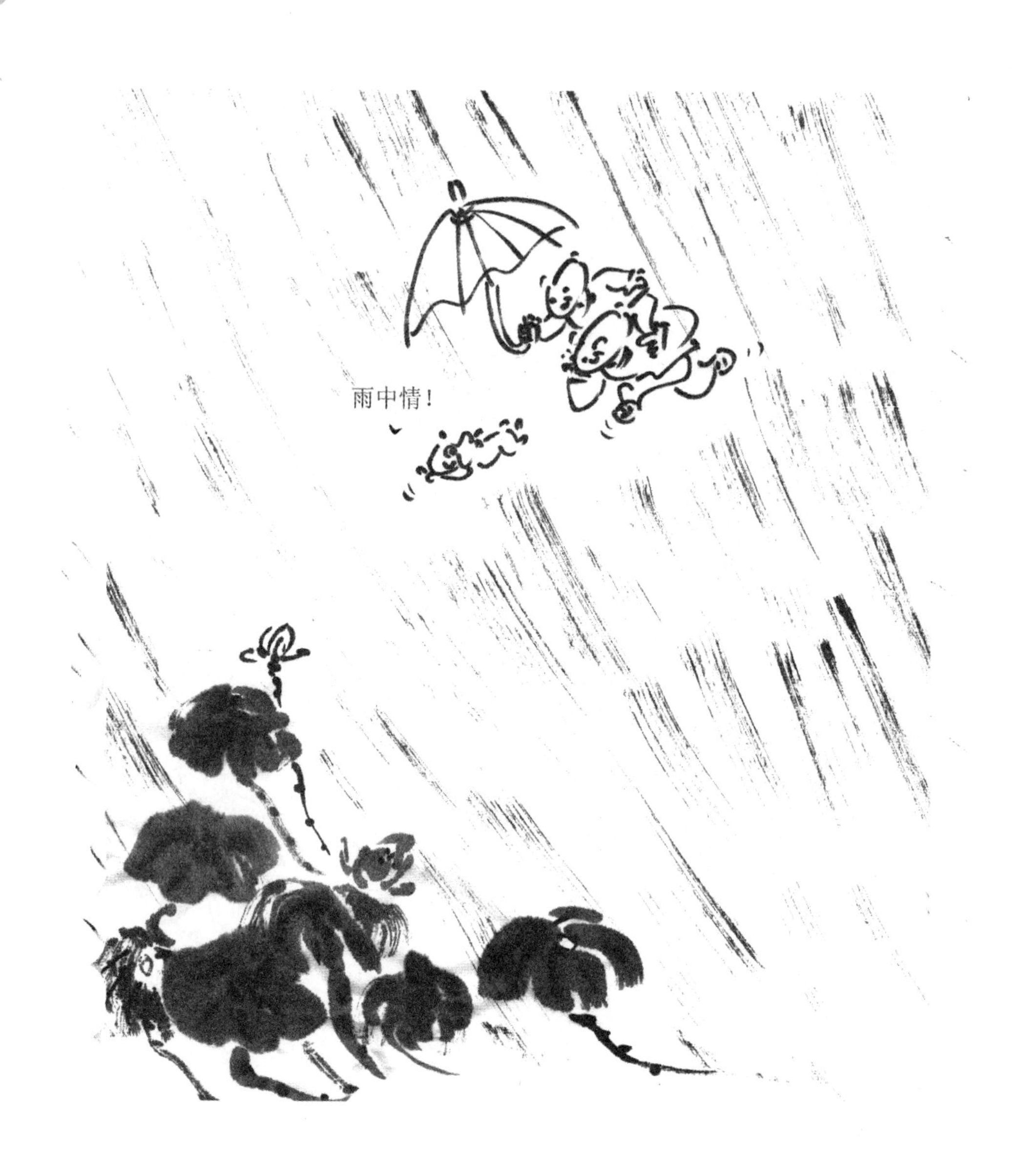

原文

天地气交 万物华实

天气下降，地气升腾，各种植物开花结实，长势旺盛。

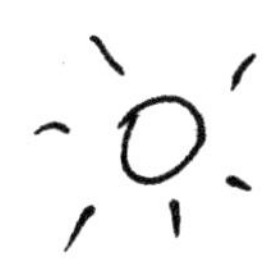

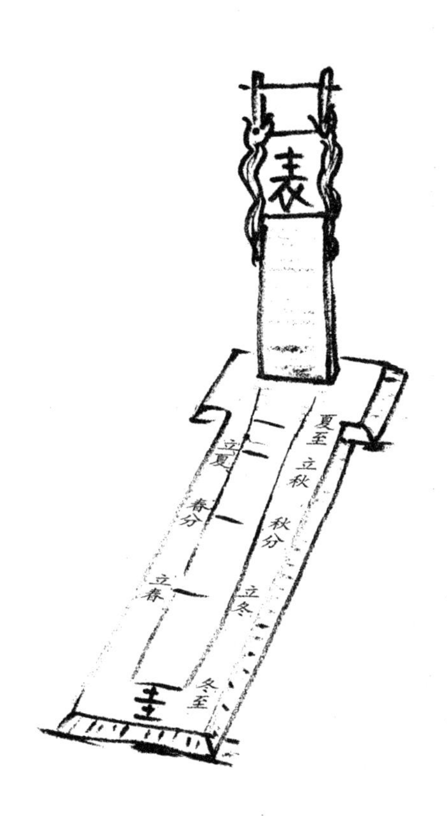

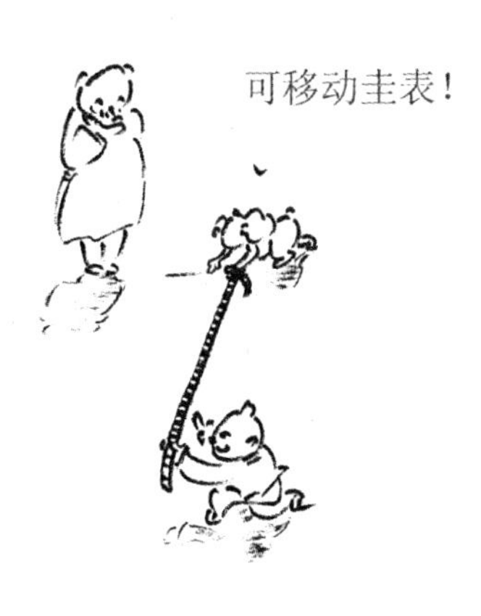

原文

夜卧早起 无厌于日

此时令，人们应该入夜即睡眠，早些起身，对昼长夜短和日照不厌恶。

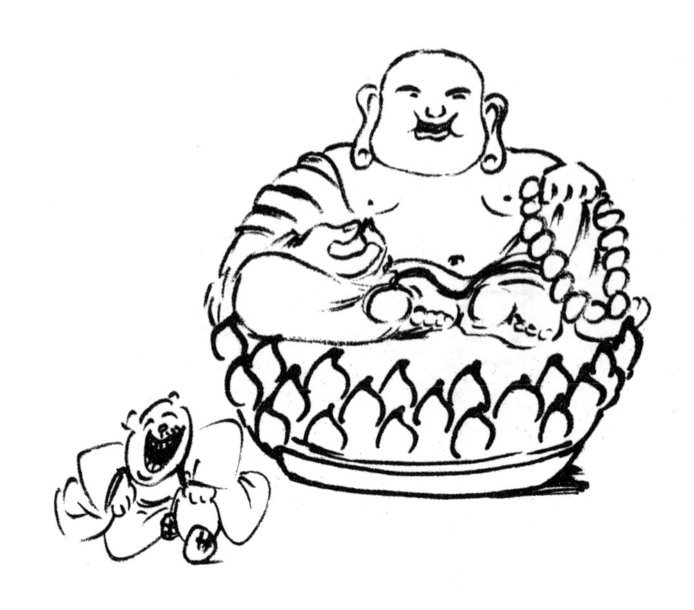

写真！

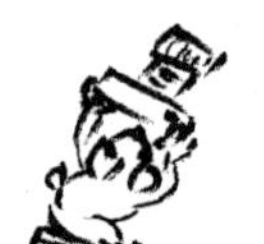

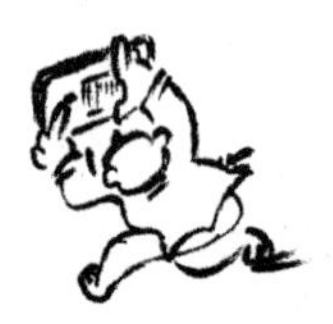

原文

使志无怒

让情志保持愉快，切勿发怒。

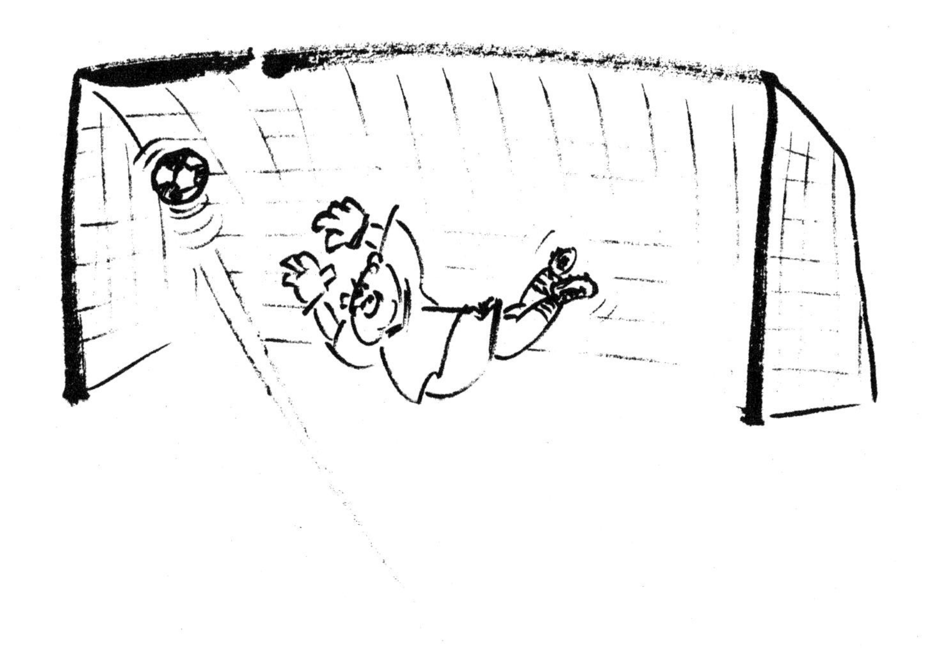

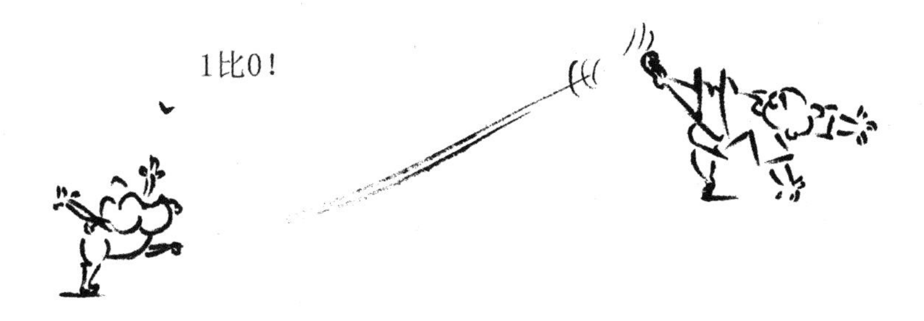

原文

使华英成秀

使人的神气旺盛饱满。

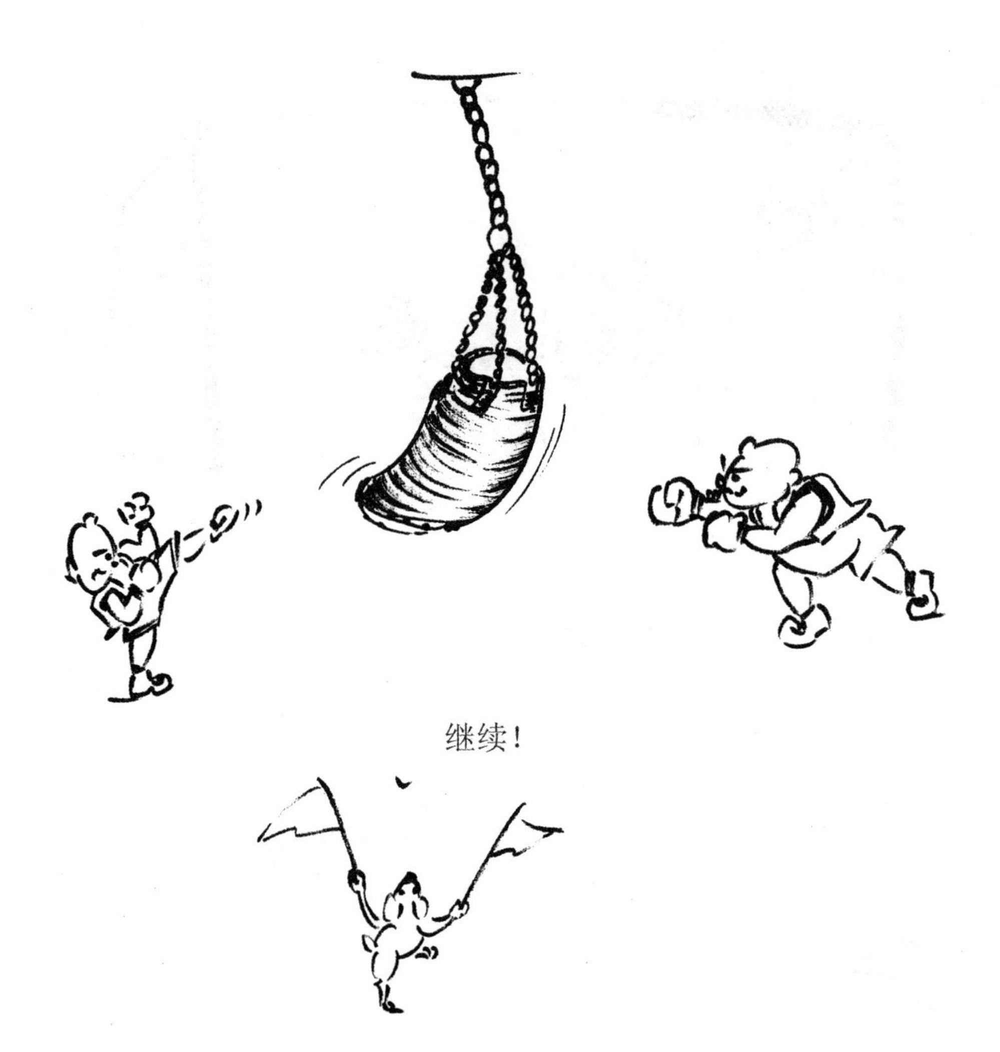

原文

使气得泄

使体内气机畅达。

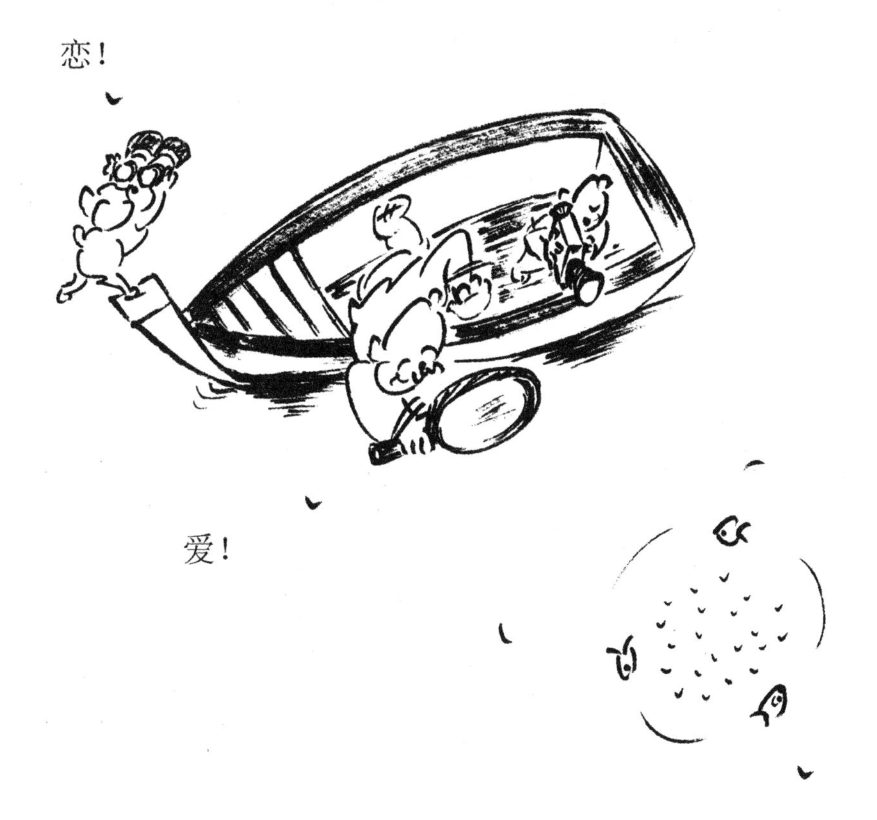

原文

若所爱在外

精神外向，意气舒展，对周围事物兴趣浓厚。

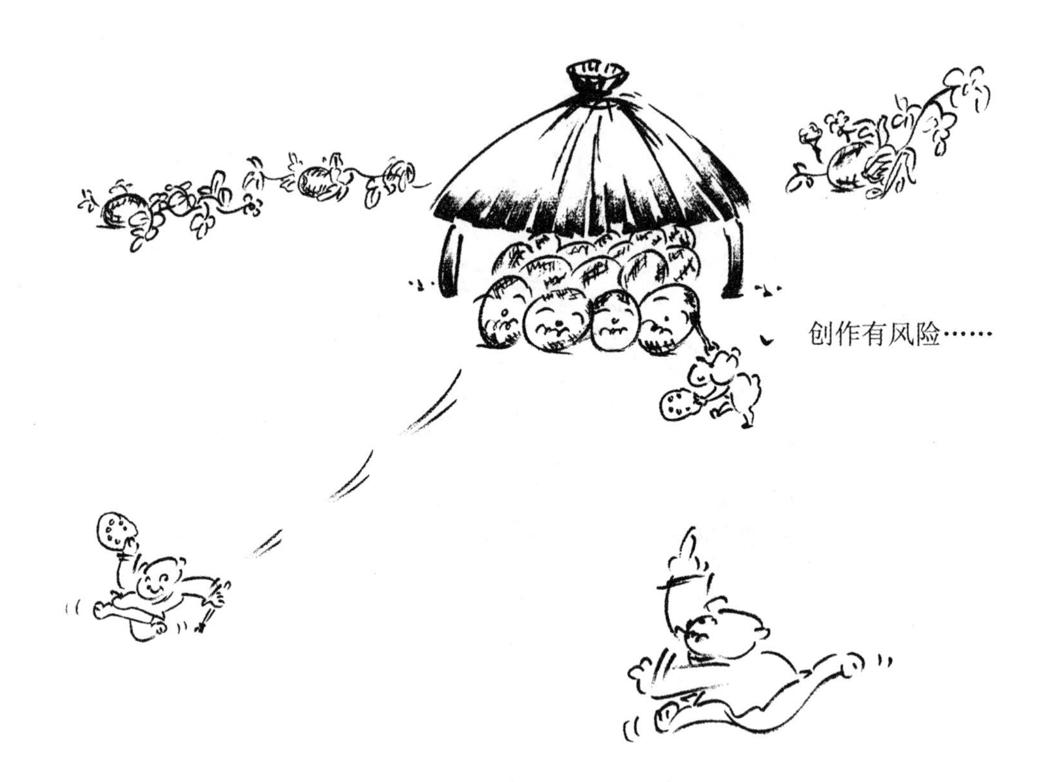

原文

此夏气之应 养长之道也

这是顺应夏季时令特点，调养夏长之气的道理和方法。

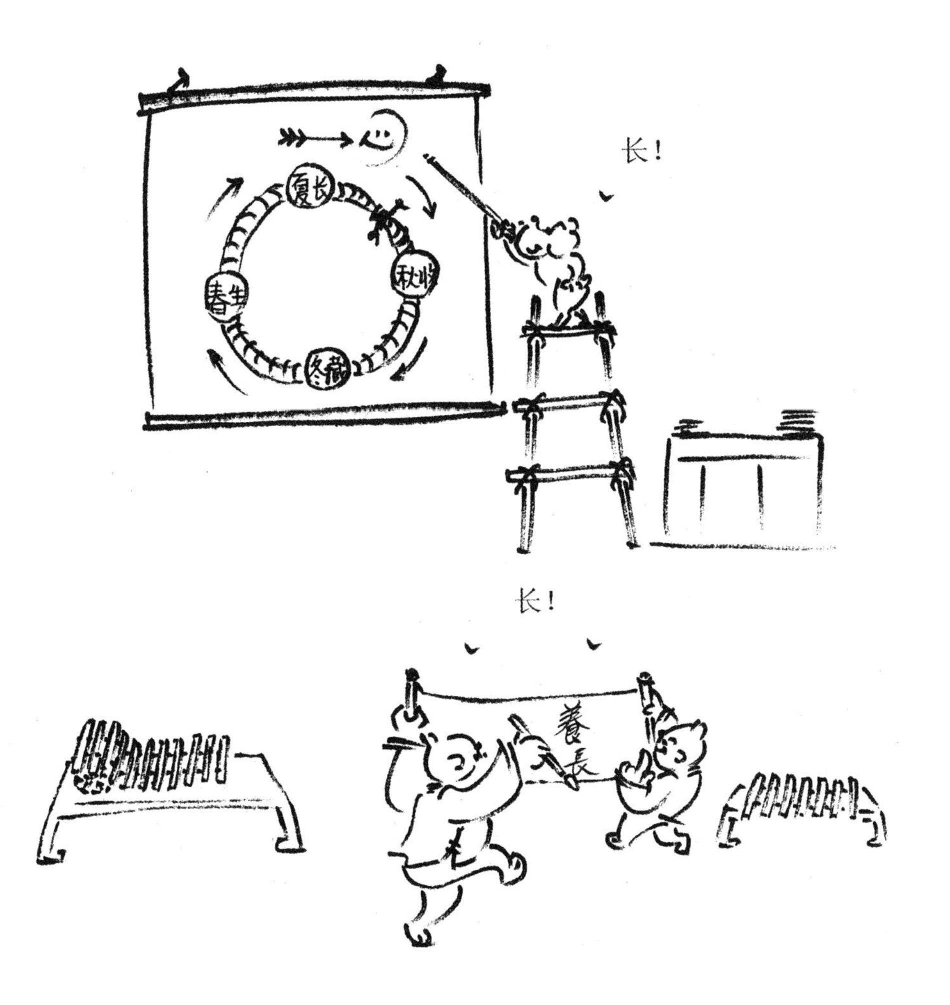

原文

逆之则伤心 秋为痎疟 奉收者少 冬至重病

若违背了夏令养长之道，会损伤心，导致供给秋令收敛之气的基础不足，到了秋天就会发生寒热往来的疟病，到了冬天会再次患病。

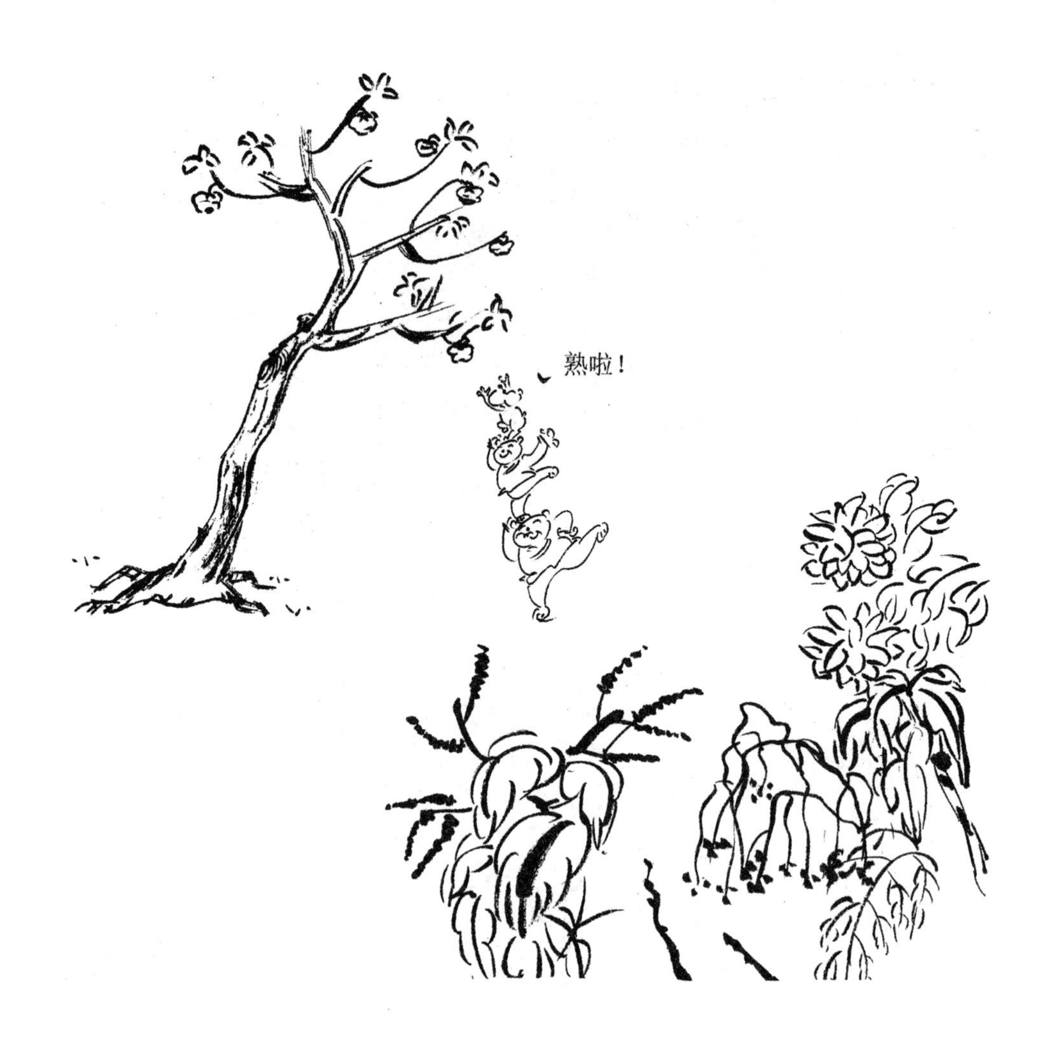

原文

秋三月 此谓容平

秋季的三个月，是万物形态平定、成熟收获的时令。

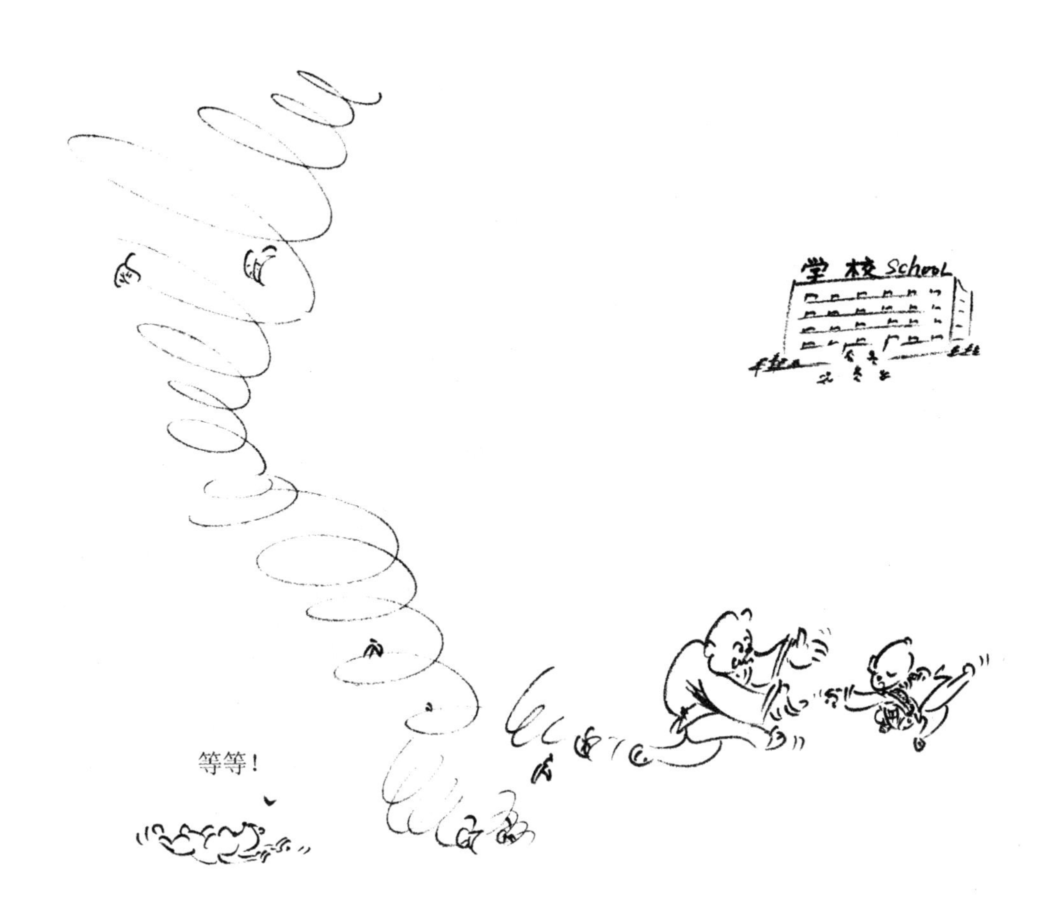

原文

天气以急 地气以明

天空的风气劲急，地面的景象清肃。

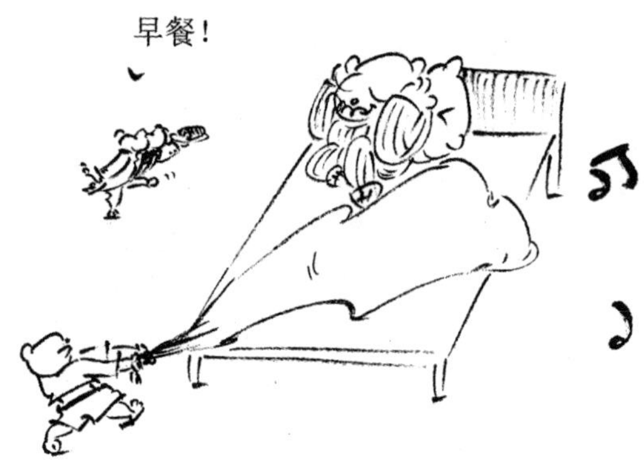

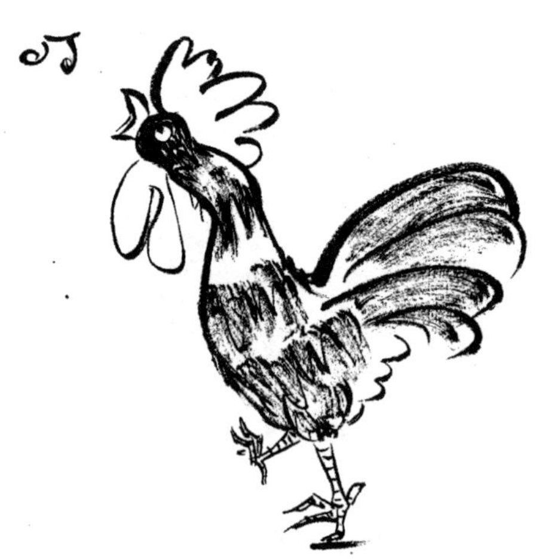

原文

早卧早起 与鸡俱兴

此时令，人们应当早点睡、早点起，与鸡的作息相仿。

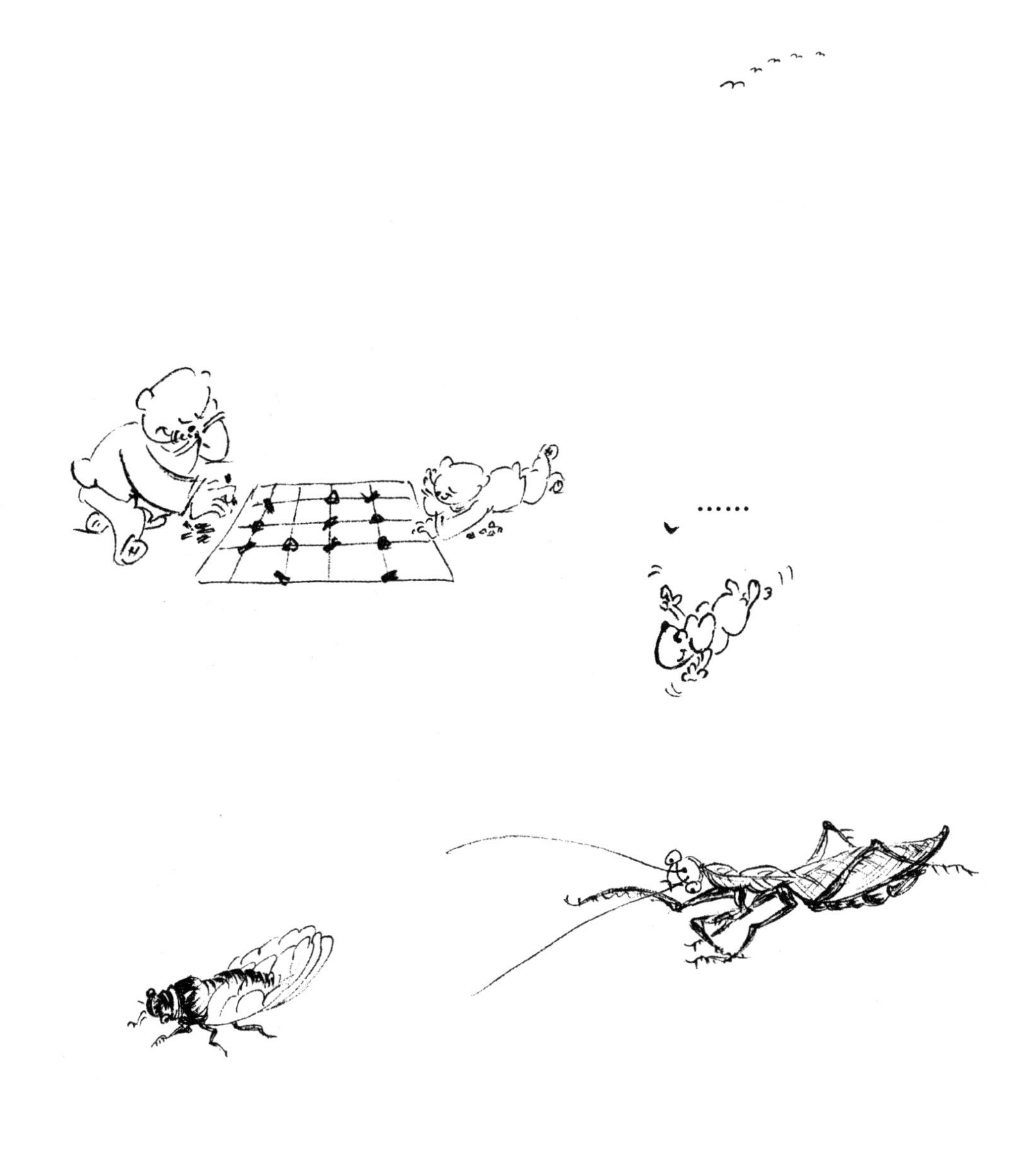

原文

使志安宁 以缓秋刑

使神志安宁，顺应秋收之气，可以减缓肃杀之气对人体的影响。

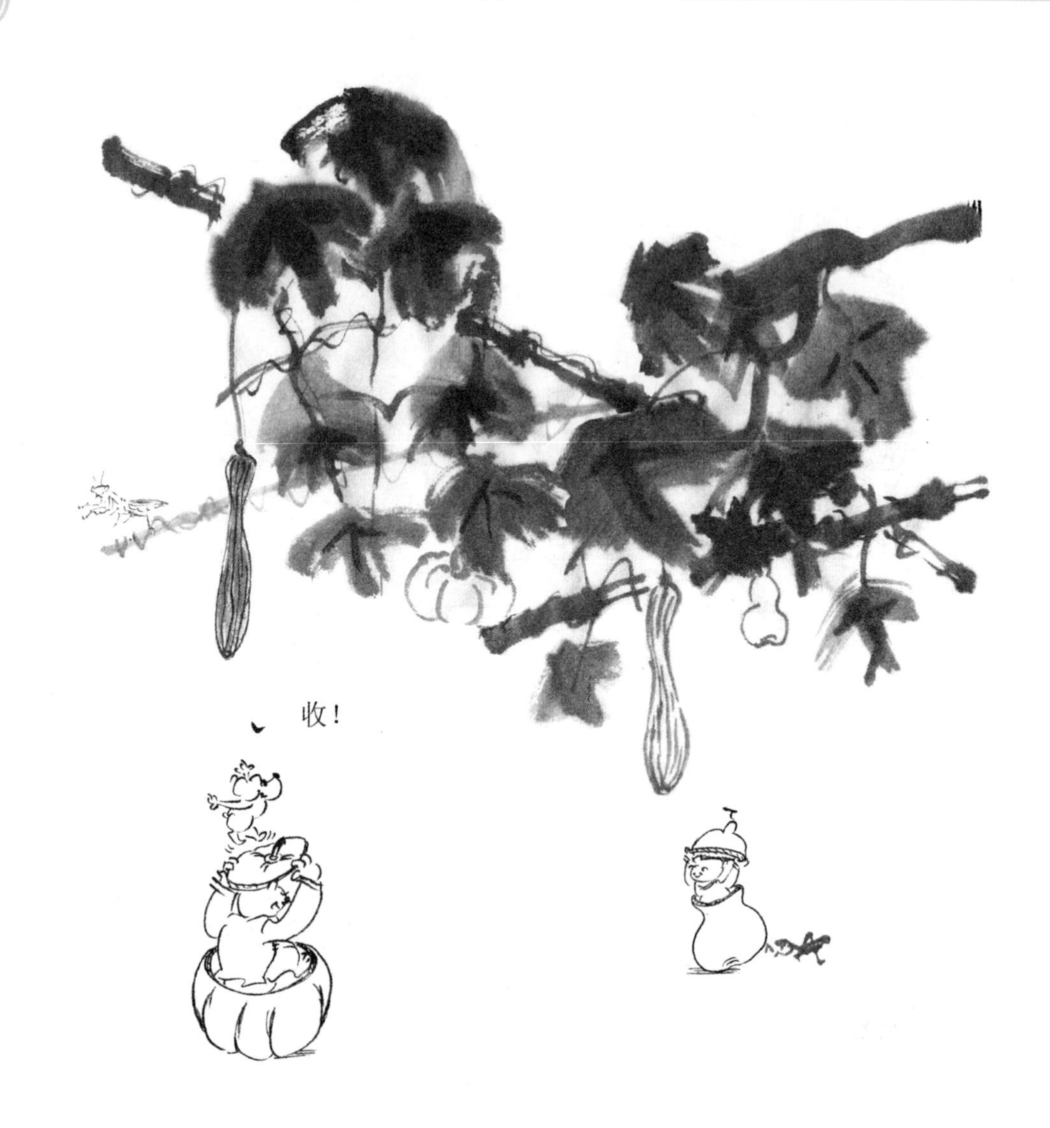

原文

收敛神气 使秋气平

将发散的神气收敛起来，使人适应秋天容平的特征。

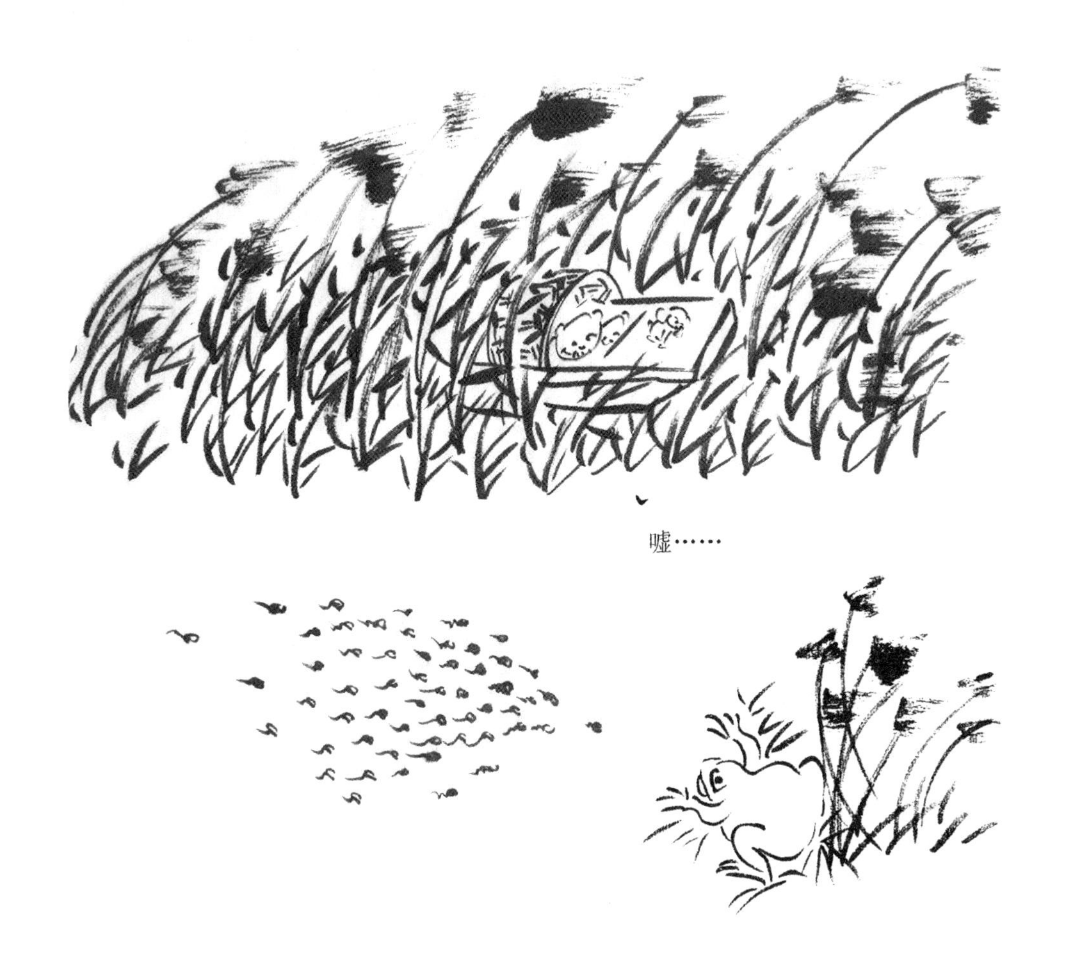

原文

无外其志 使肺气清

收敛情志而不外露，使肺气清肃。

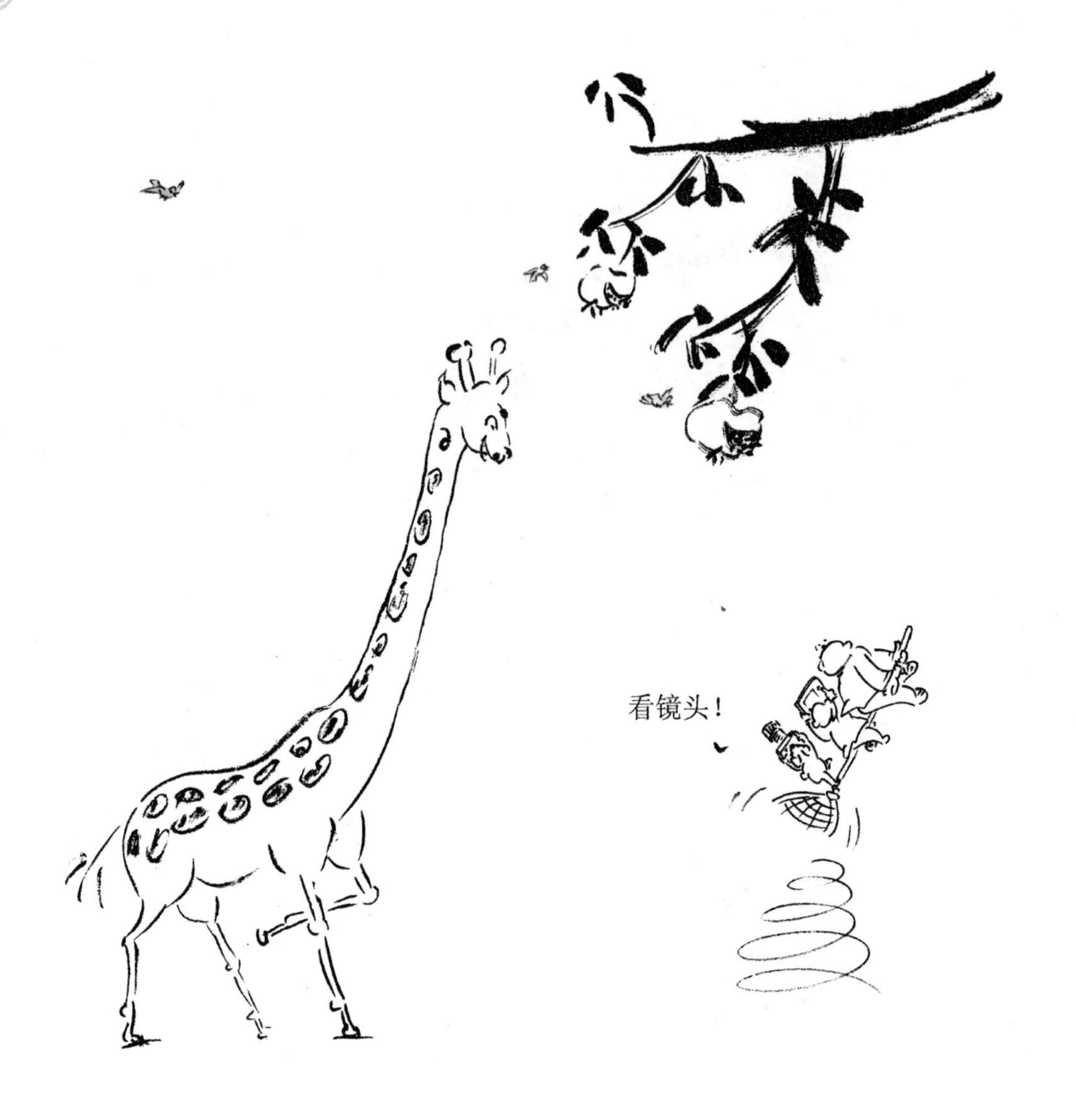

原文

此秋气之应 养收之道也

这是顺应秋季时令特点，调养收敛之气的道理和方法。

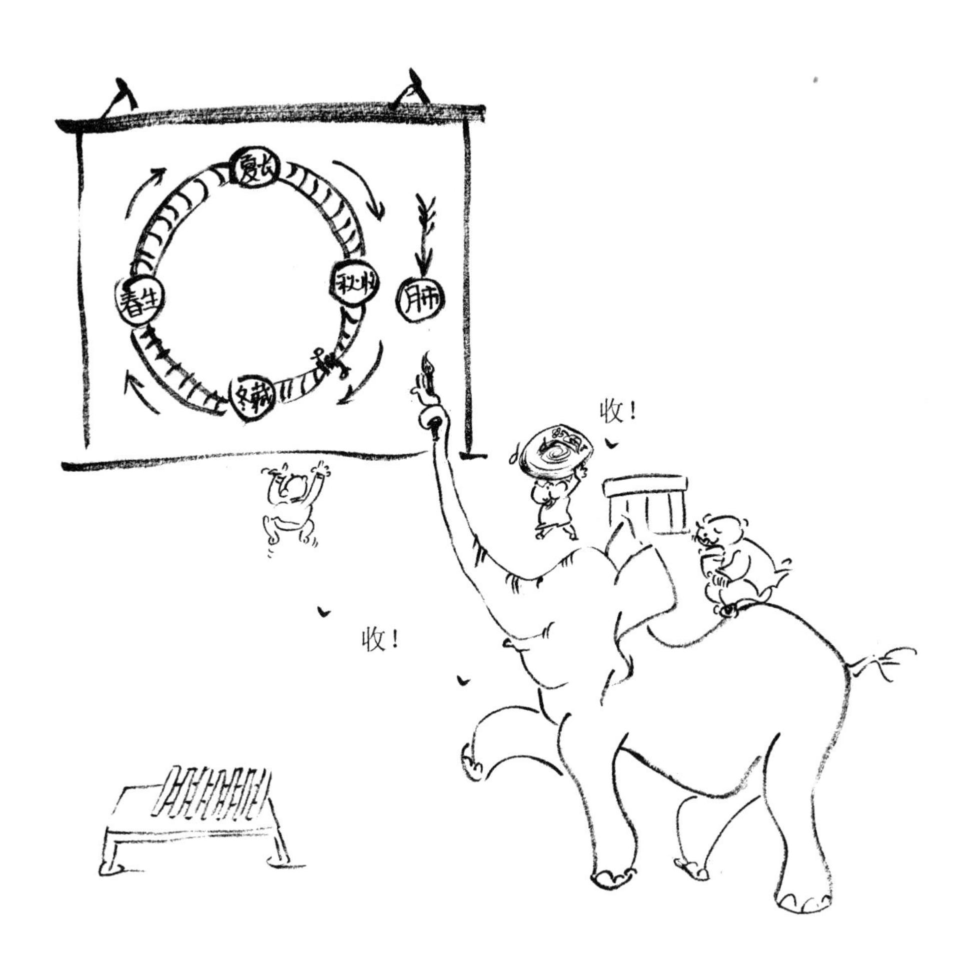

原文

逆之则伤肺 冬为飧泄 奉藏者少

若违背了秋令养收之道，会损伤肺，导致供给冬令闭藏之气的基础不足，到了冬天就会发生完谷不化的泄泻病症。

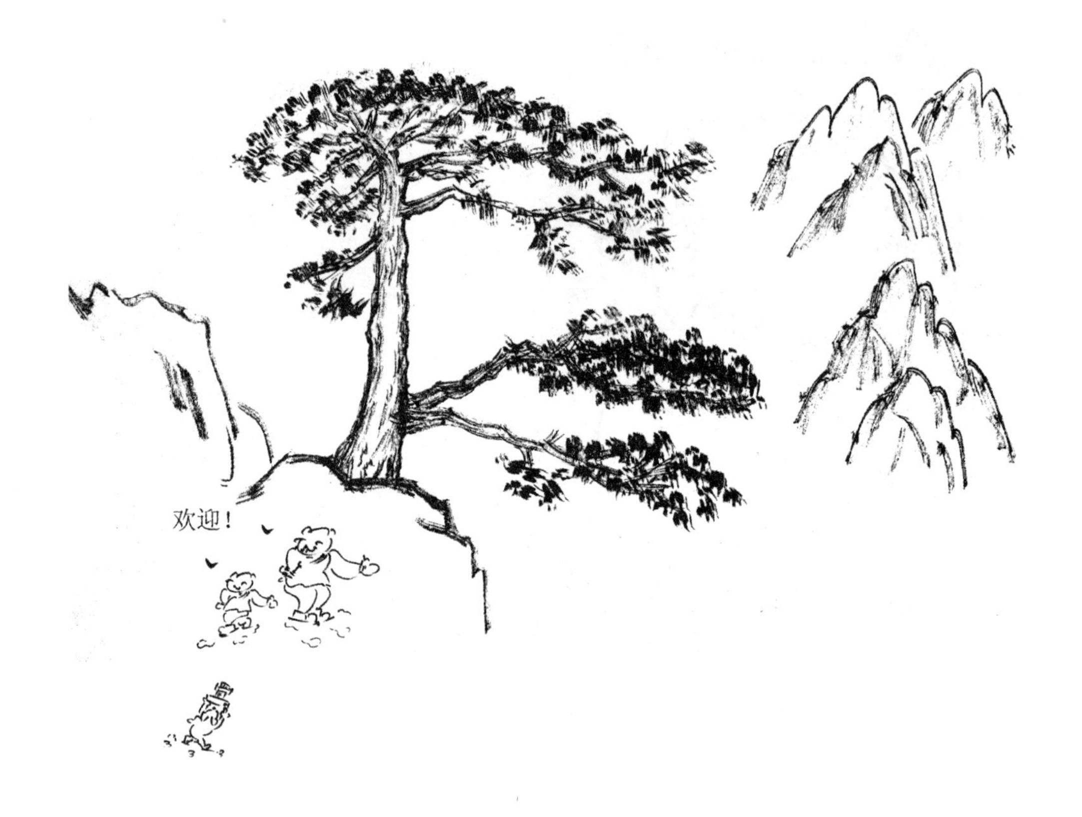

原文

冬三月 此谓闭藏

冬季的三个月，是万物生机潜伏的时令，阳气内藏。

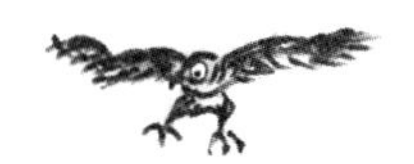

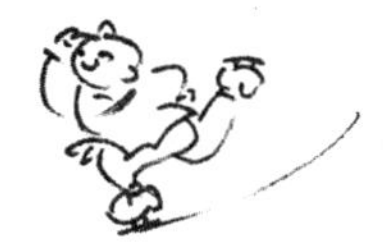

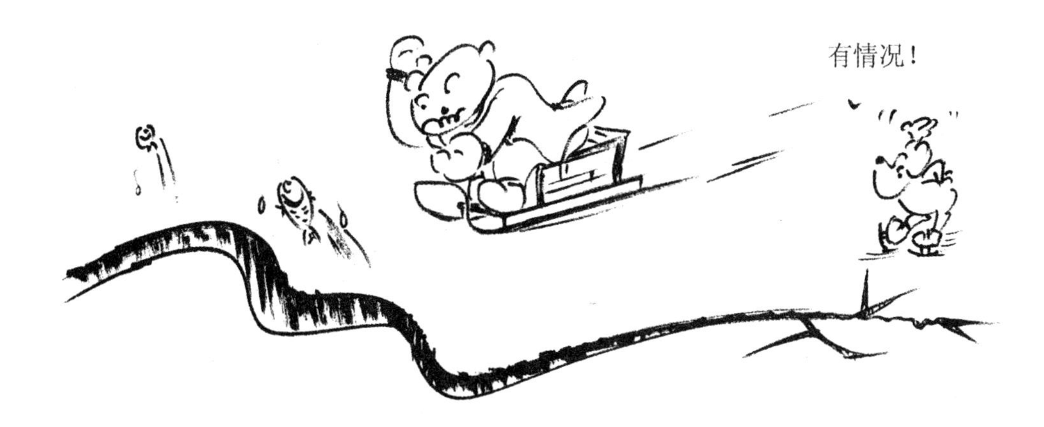

原文

水冰地坼 无扰乎阳

冬天水寒成冰，大地龟裂。而人不要扰动体内的阳气。

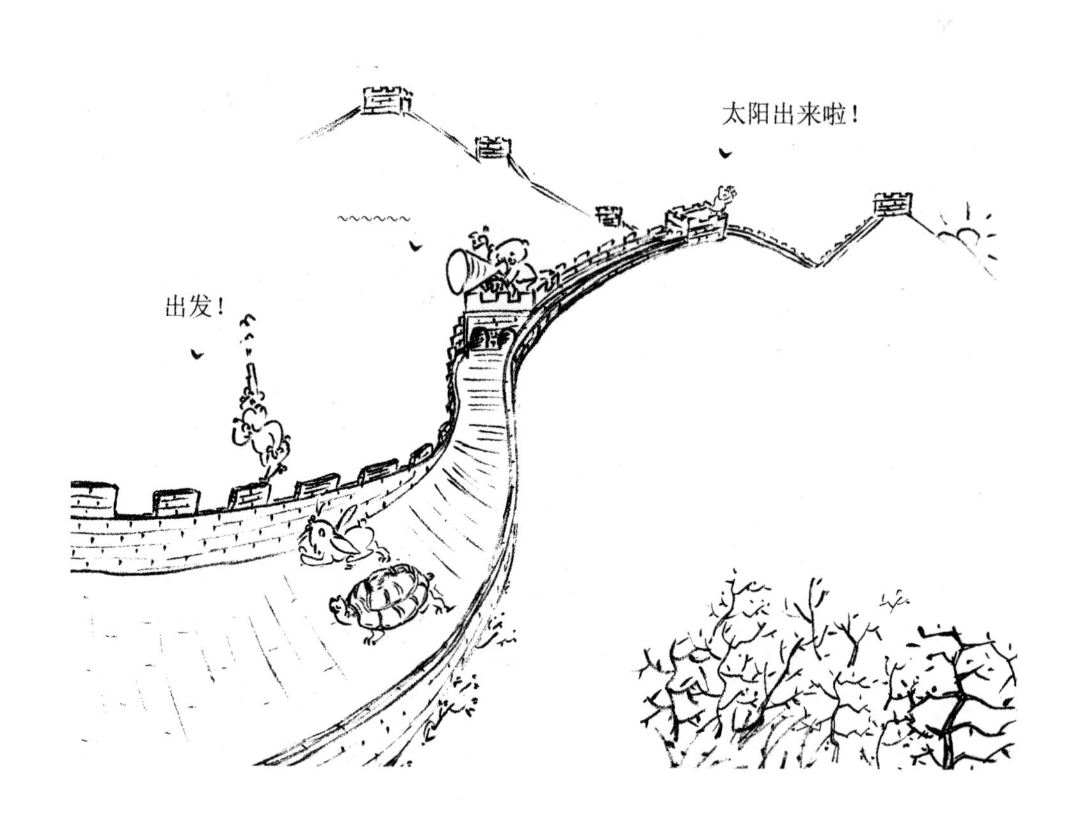

原文

早睡早起 必待日光

此时令，人们应当睡得早，起得晚，待日出时再活动。

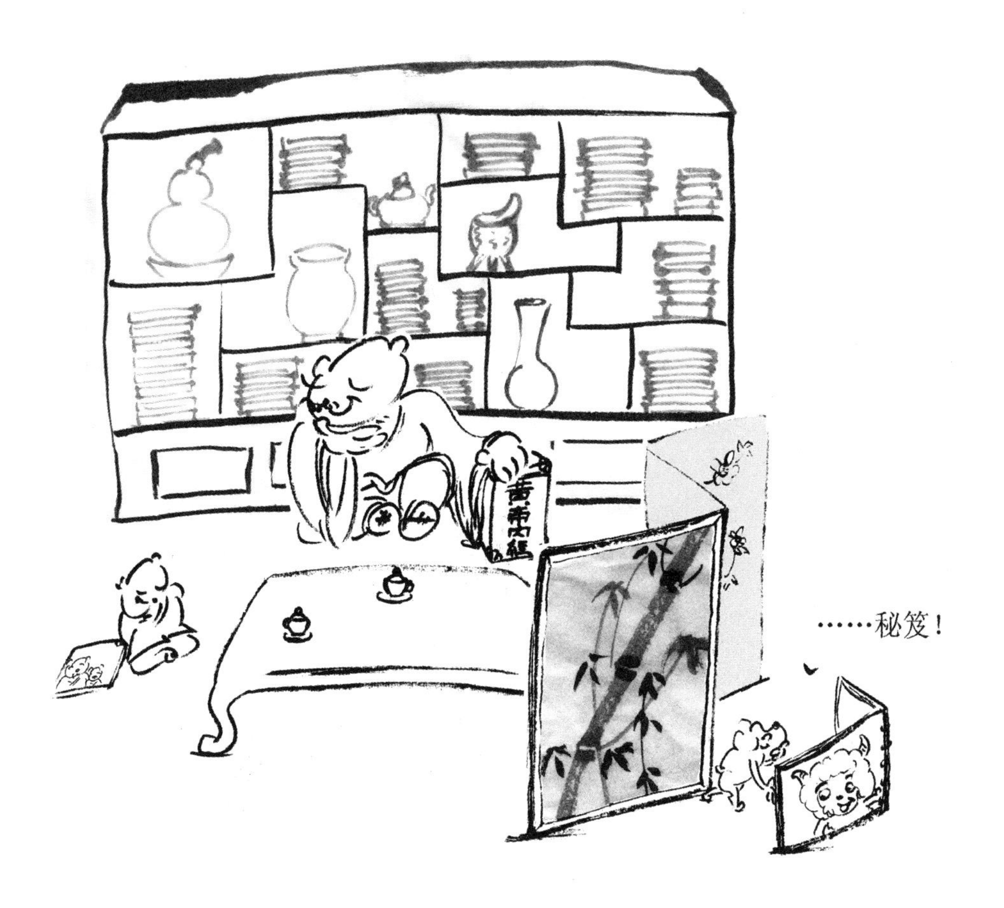

原文

使志若伏若匿 若有私意 若已有得

使神志内藏，安然自若，好象有隐私而不外泄，得到心爱之物而窃喜。

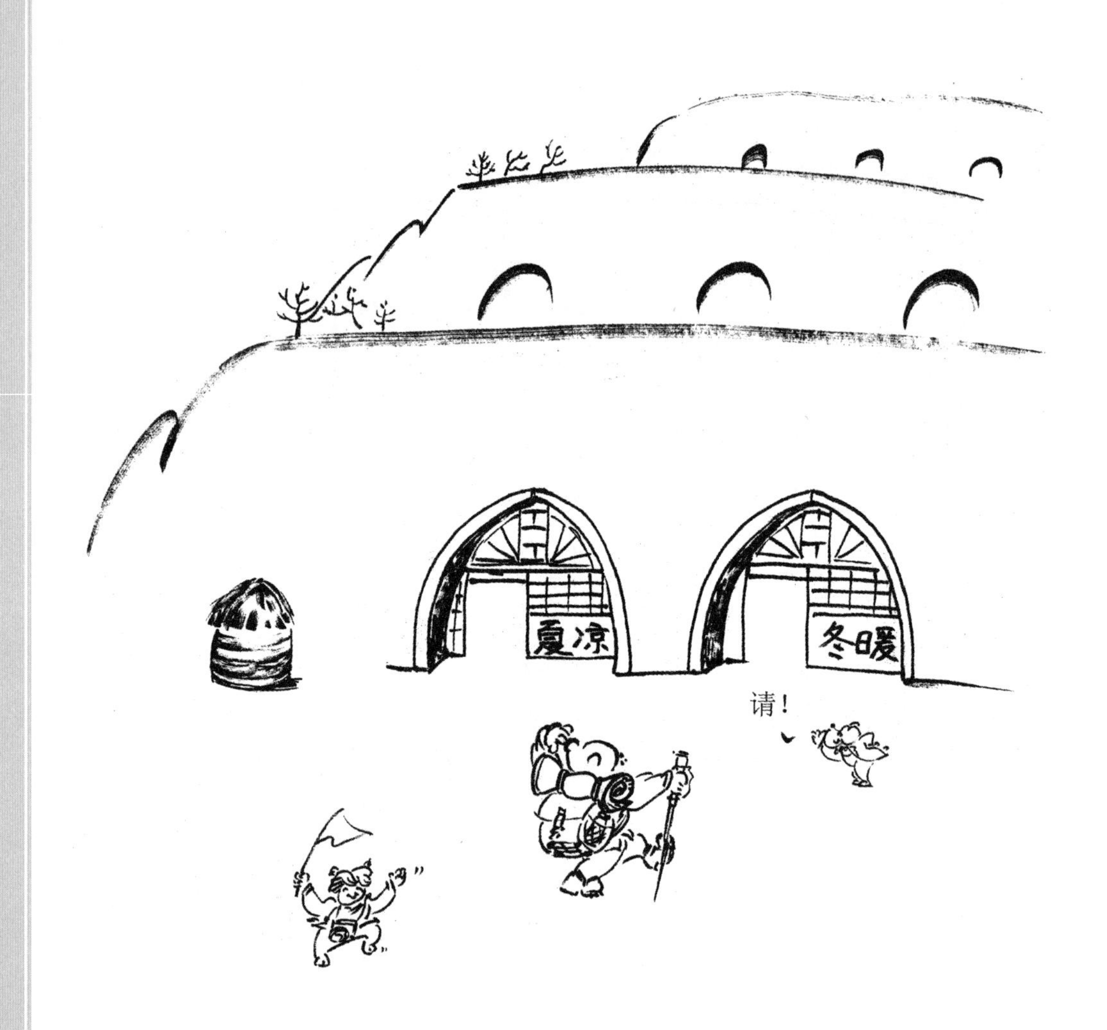

原文

去寒就温

要躲避寒冷，求取温暖。

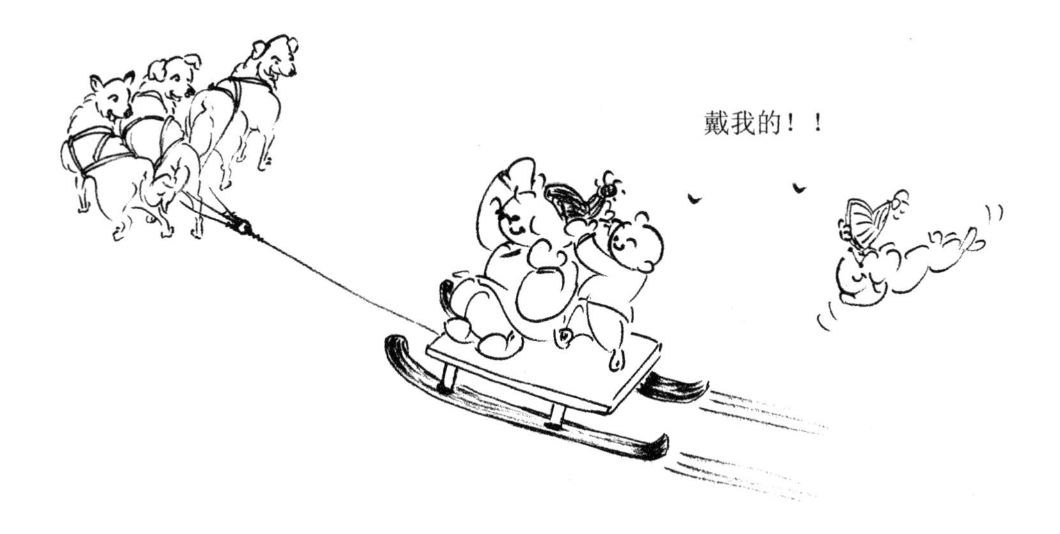

原文

无泄皮肤 使气亟夺

不要使皮肤开泄出汗而令阳气频频耗散。

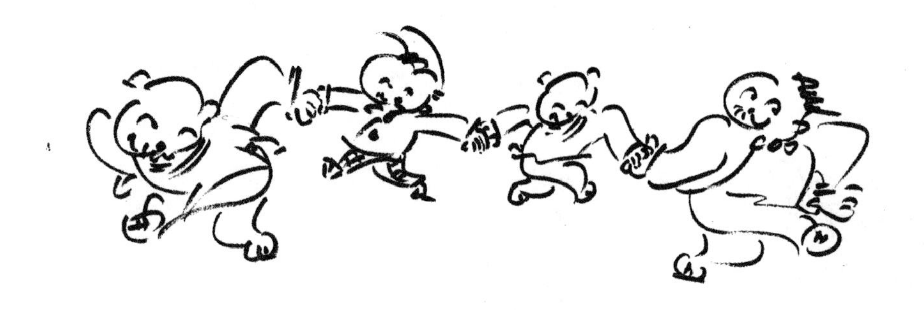

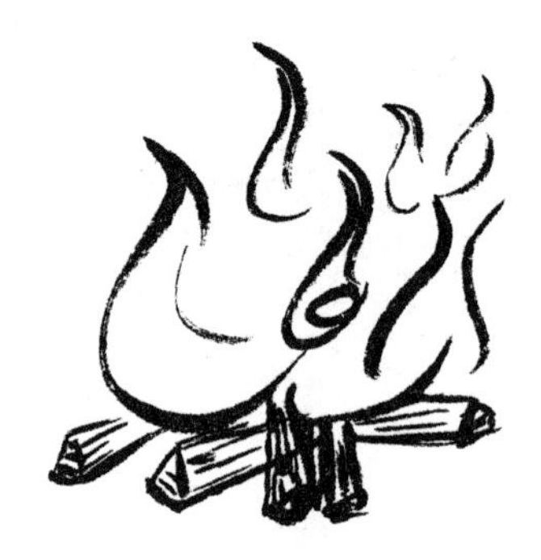

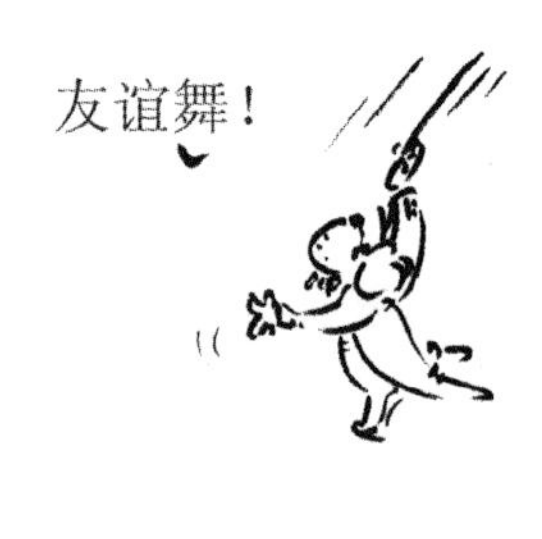

原文

此冬气之应 养藏之道也

这是顺应冬季时令特点，调养闭藏之气的道理和方法。

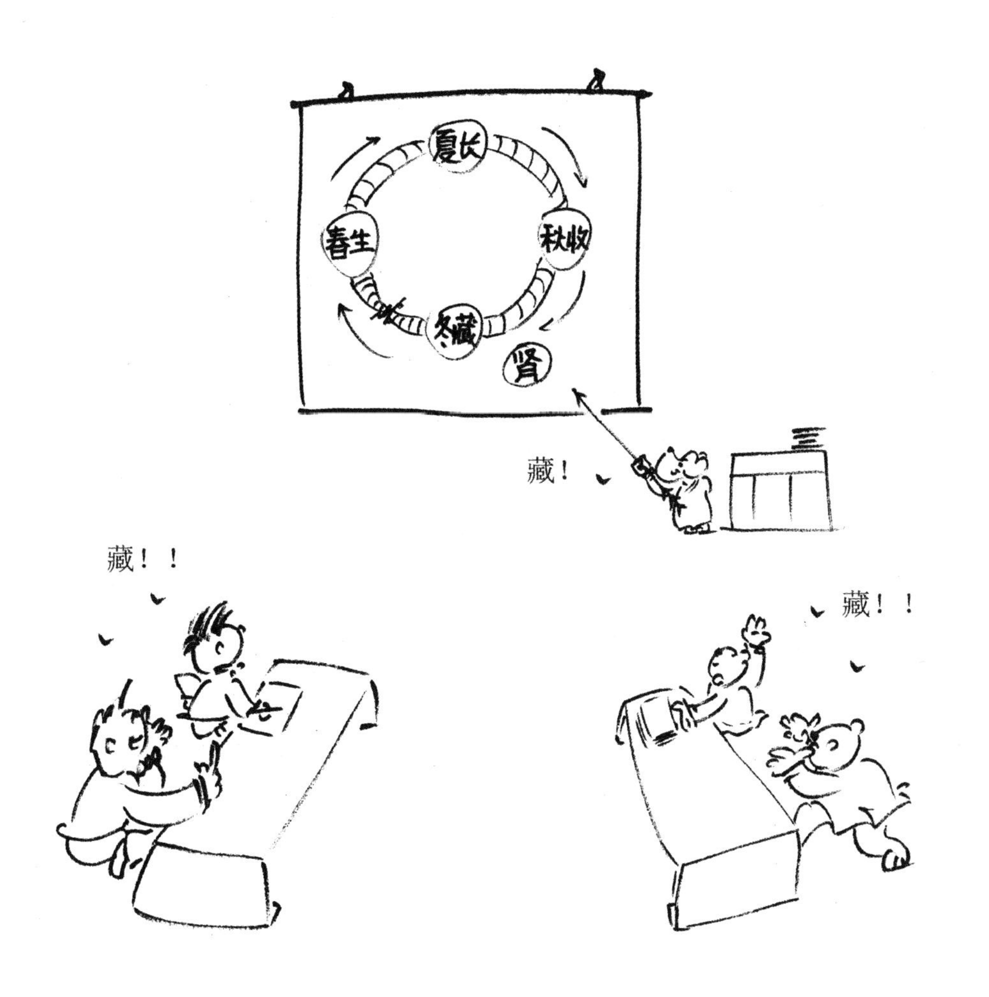

原文

逆之则伤肾 春为痿厥 奉生者少

若违背了冬令养藏之道，会损伤肾，导致供给春令生发之气的基础不足，到了春天就会发生四肢痿弱逆冷的病症。

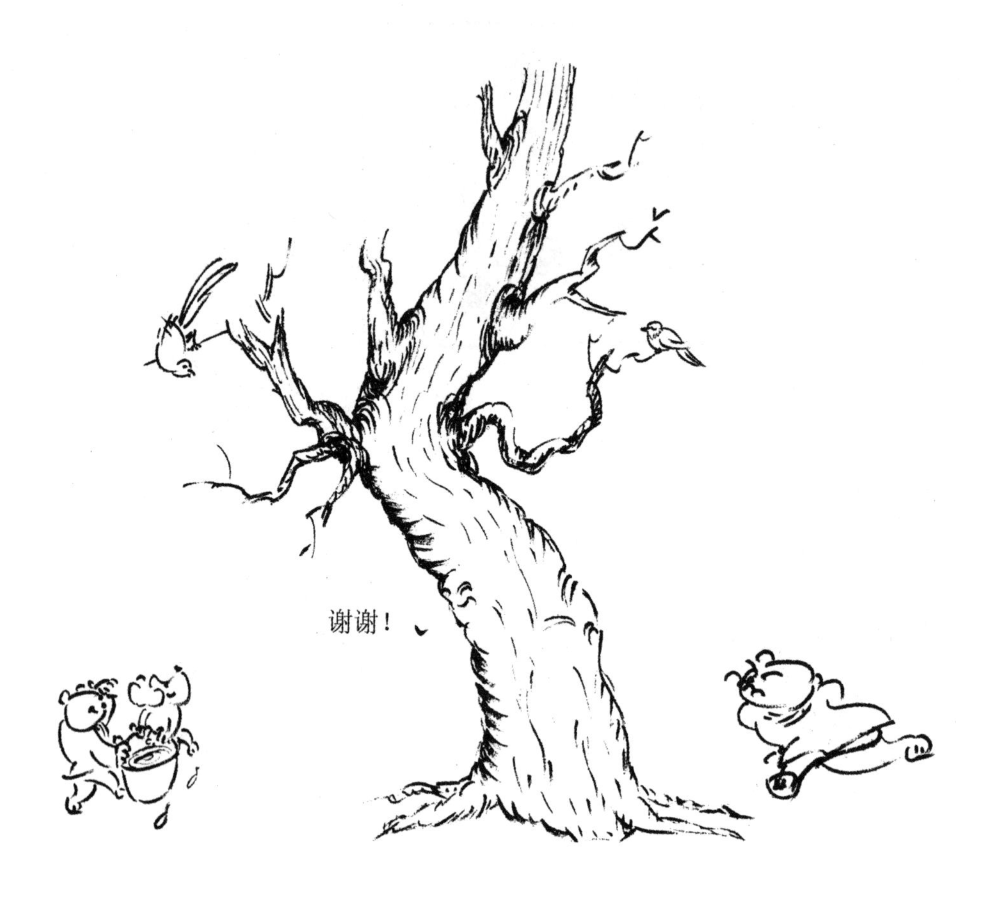

原文

逆春气 则少阳不生 肝气内变

逆春生之气，少阳就不能焕发生机，以致肝气内郁发生病变。

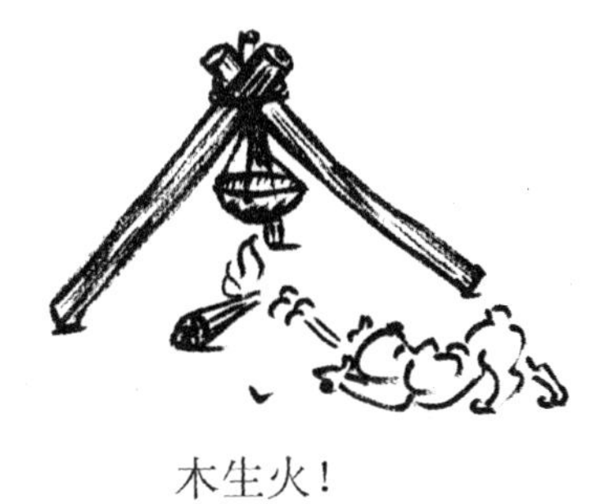

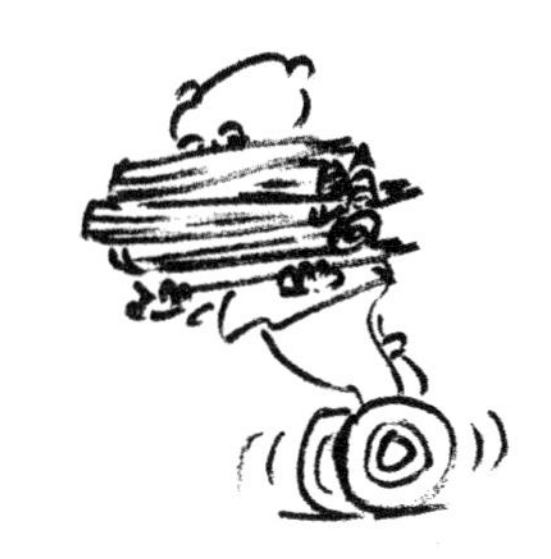

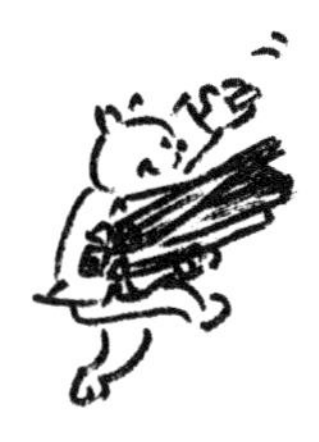

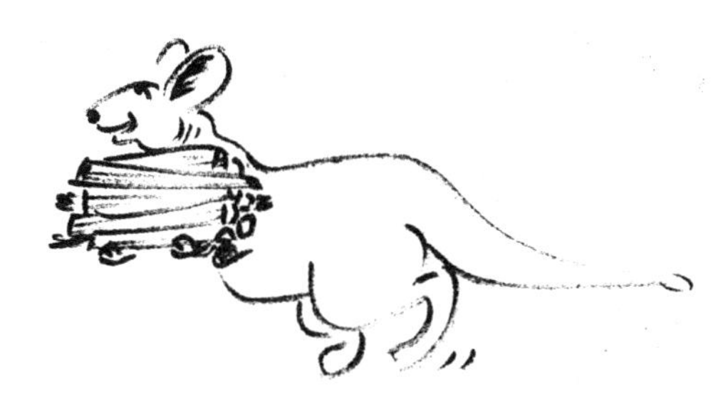

原文

逆夏气 则太阳不长 心气内洞

逆夏长之气，太阳就不能旺盛滋长，以致心气内虚不足。

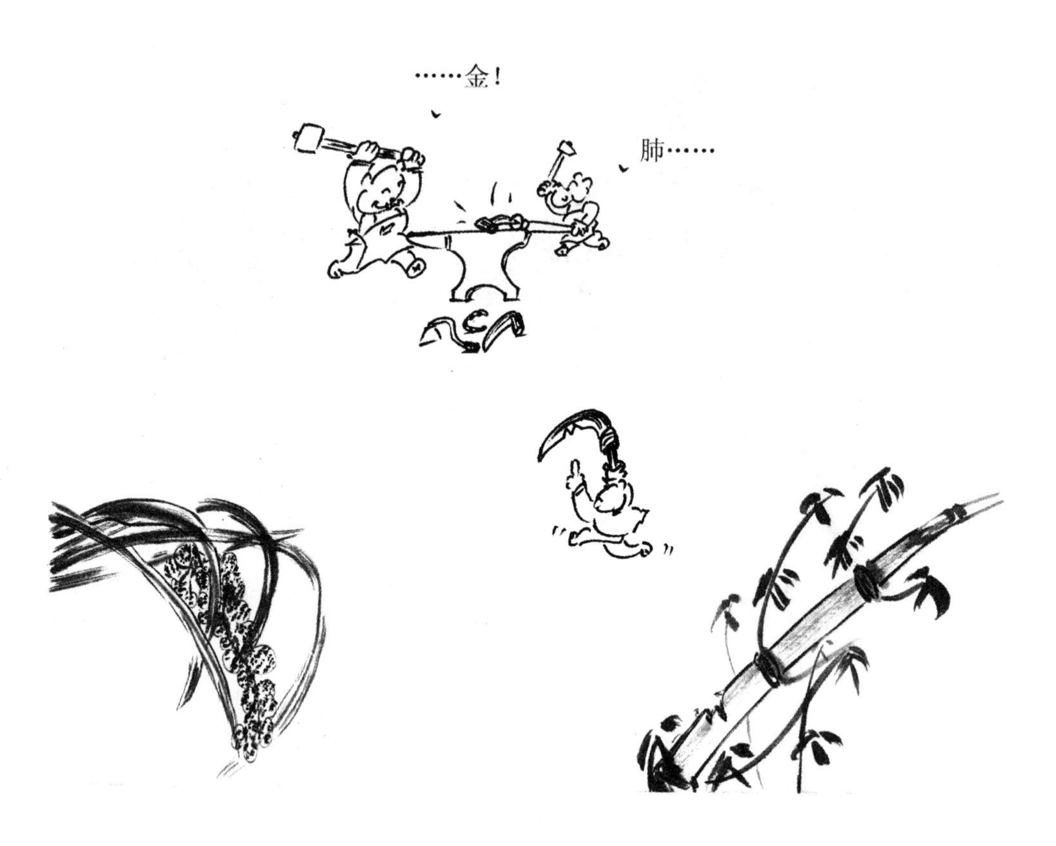

原文

逆秋气 则太阴不收 肺气焦满

逆秋收之气，太阴就不能发挥收敛的机能，以致出现肺热叶焦、胸中胀满。

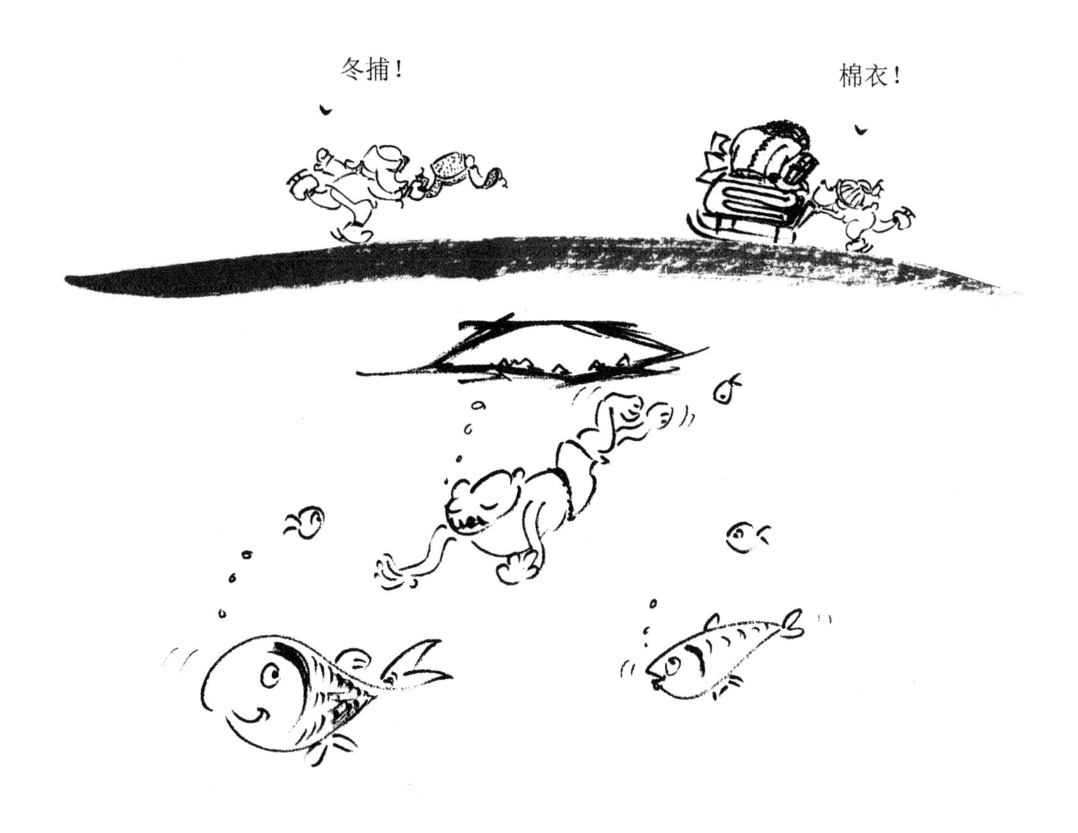

原文

逆冬气 则少阴不藏 肾气独沉

逆冬藏之气，少阴就不能发挥闭藏的机能，以致肾气失藏而下泄为病。

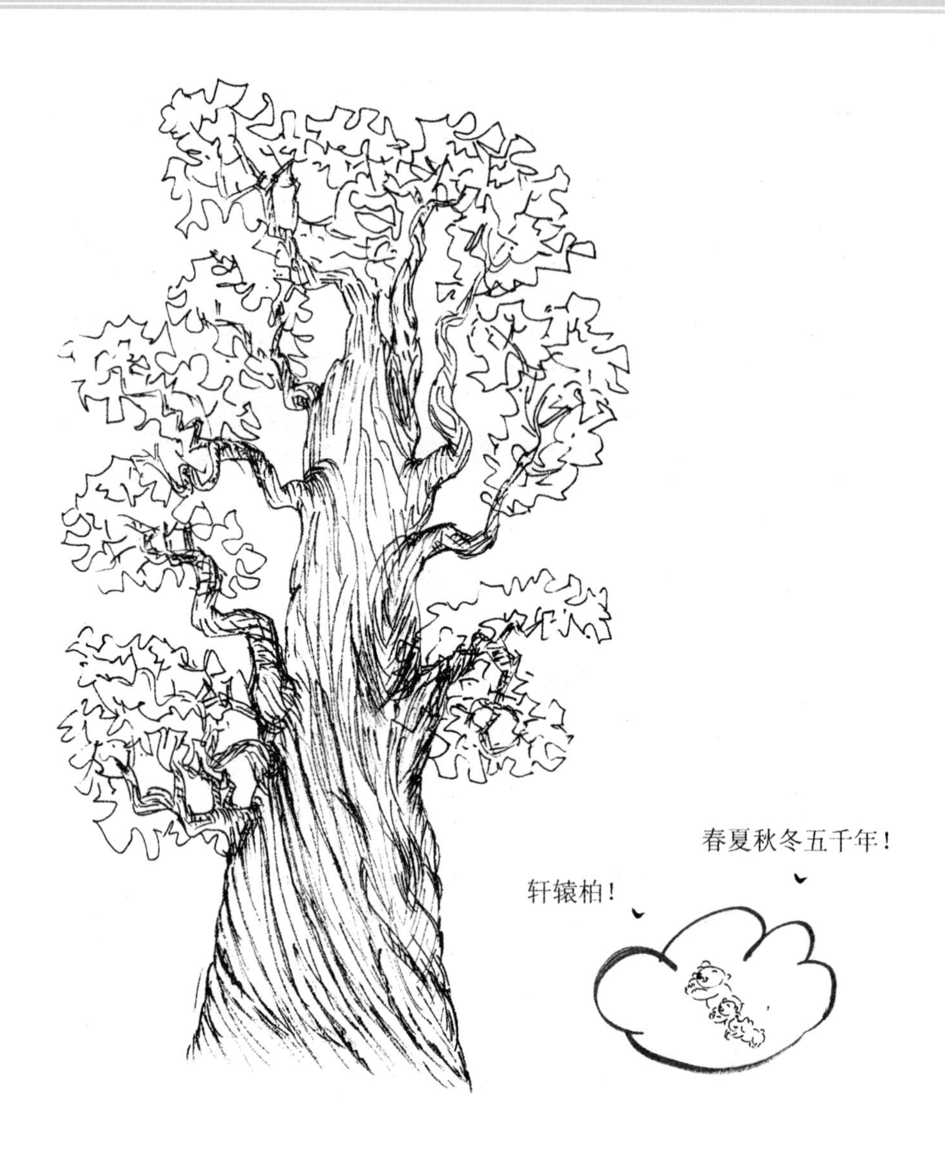

原文

夫四时阴阳者 万物之根本也

四时阴阳的变化，是万物生命变化的本源和法则。

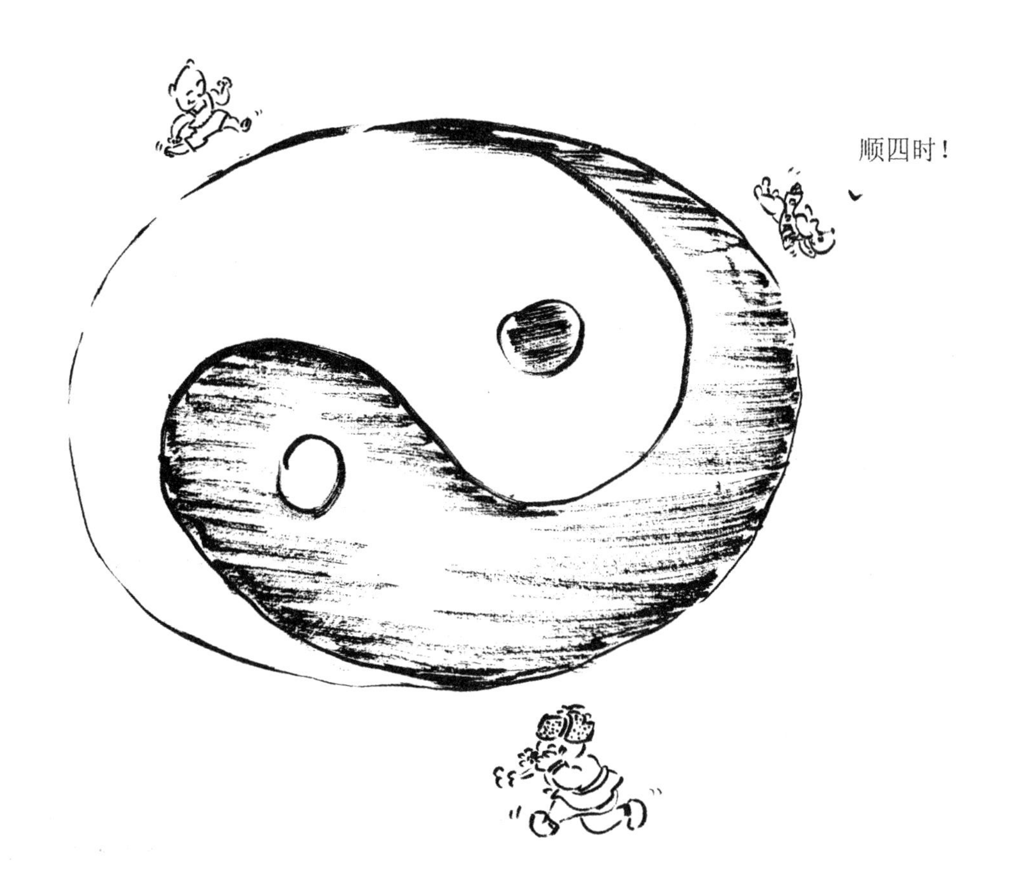

原文

所以圣人春夏养阳 秋冬养阴 以从其根

所以懂得养生之道的人，在春夏顺从生长之气蓄养阳气，在秋冬顺从收藏之气蓄养阴气，遵从养护生命的根本规律。

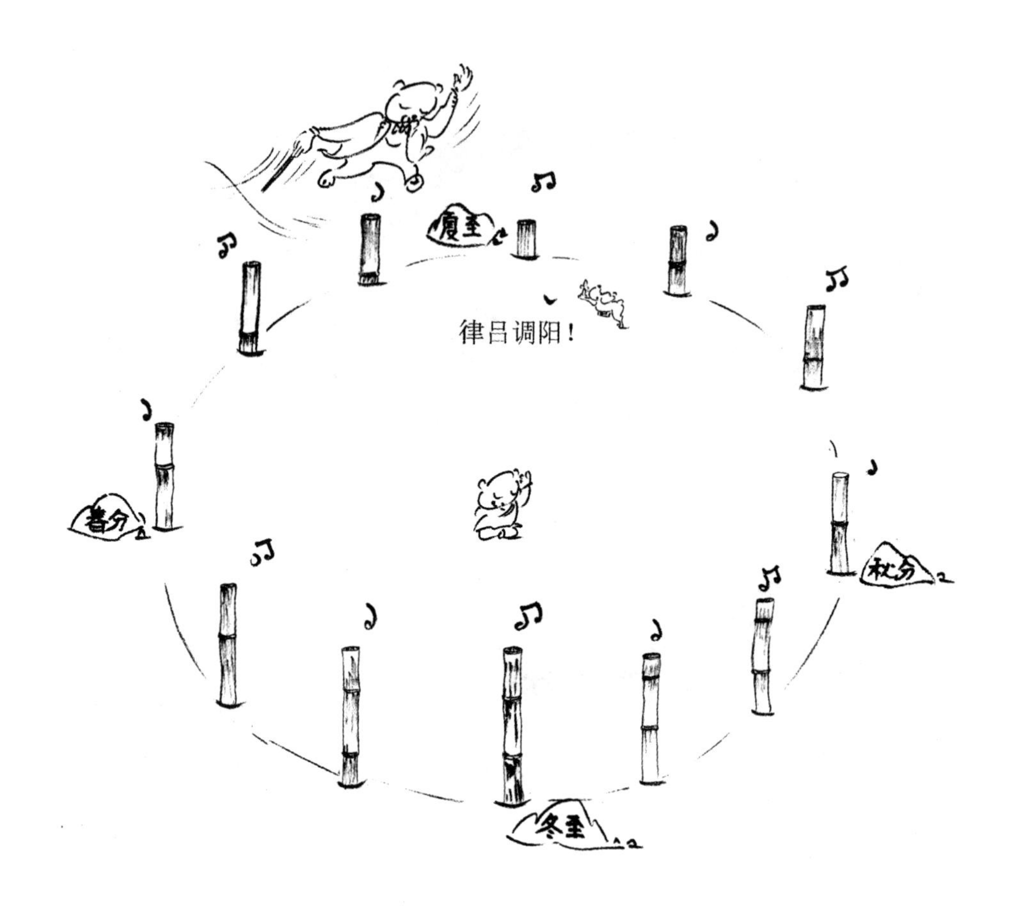

原文

故与万物沉浮于生长之门

因此，同自然万物一样，在生、长、收、藏的生命过程中运动发展。

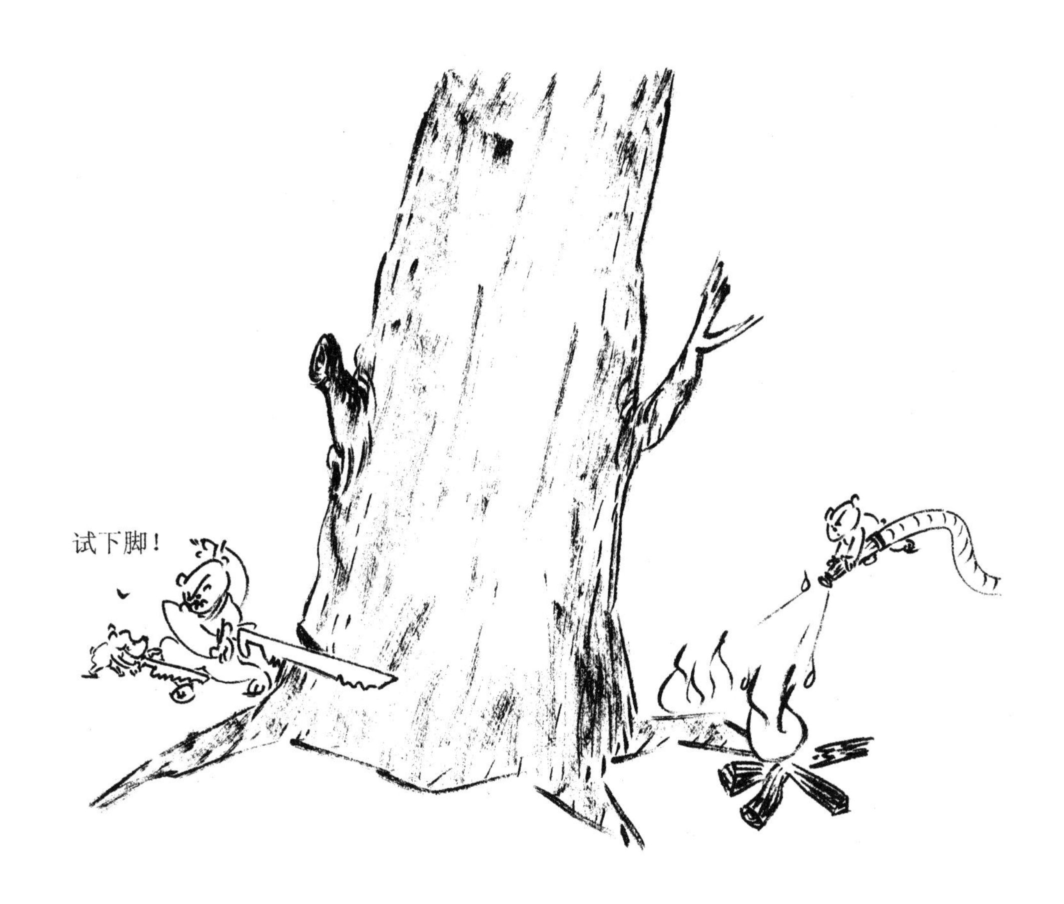

原文

逆其根 则伐其本 坏其真矣

如果违逆养生之道，就会损害人的生命力，破坏人的元真之气。

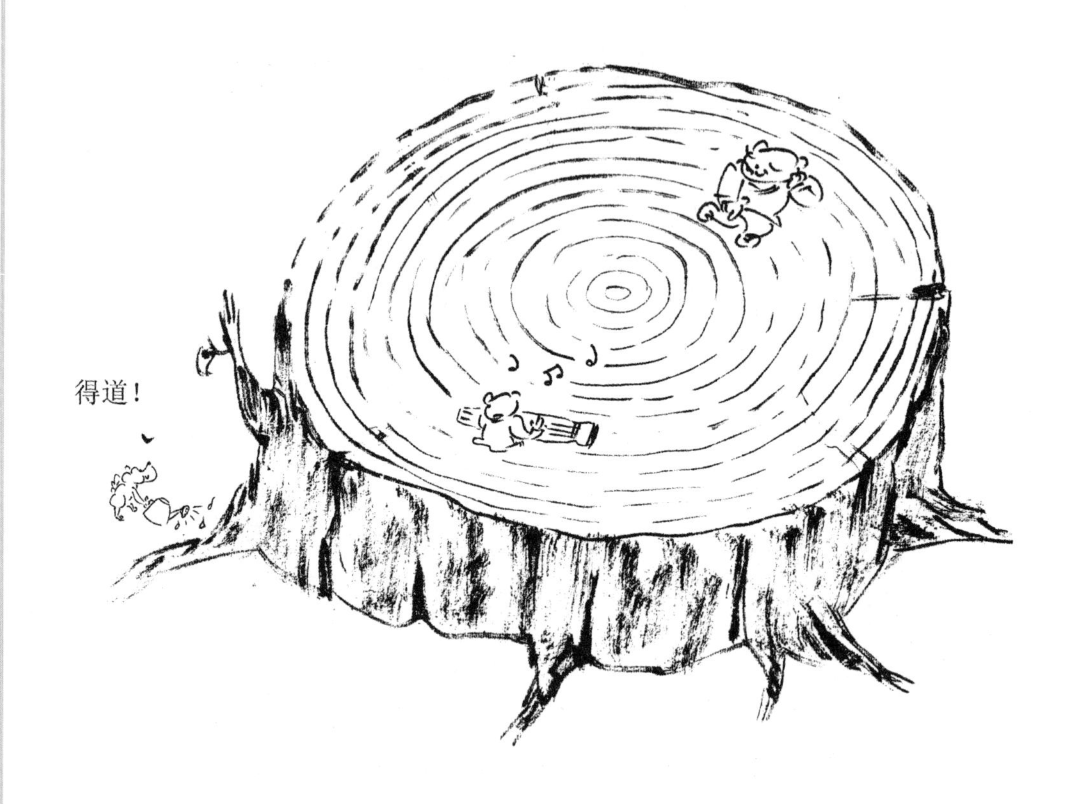

原文

故阴阳四时者 万物之终始也 死生之本也 逆之则灾害生 从之则苛疾不起 是谓得道

因此，四时阴阳是万物的始终，是盛衰存亡的根本。违逆它，就会产生灾害；顺从它，就不会引发重病。懂得这些，就是懂得了养生之道。

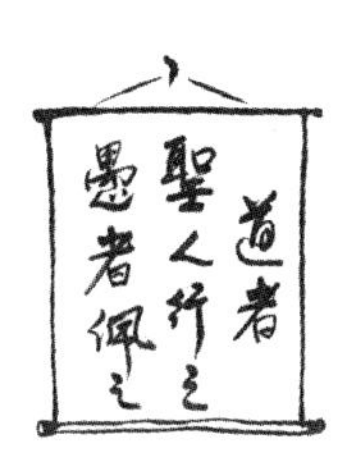

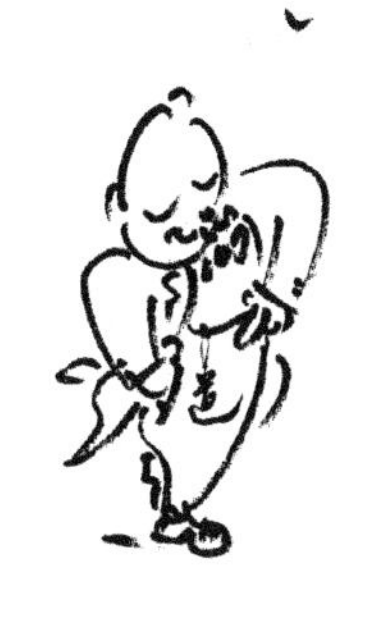

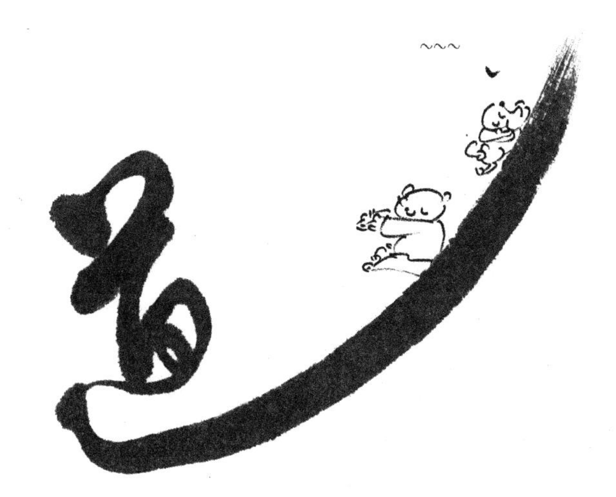

原文

道者 圣人行之 愚者佩之

对于养生之道，圣人加以实行，愚蠢的人空谈不为。

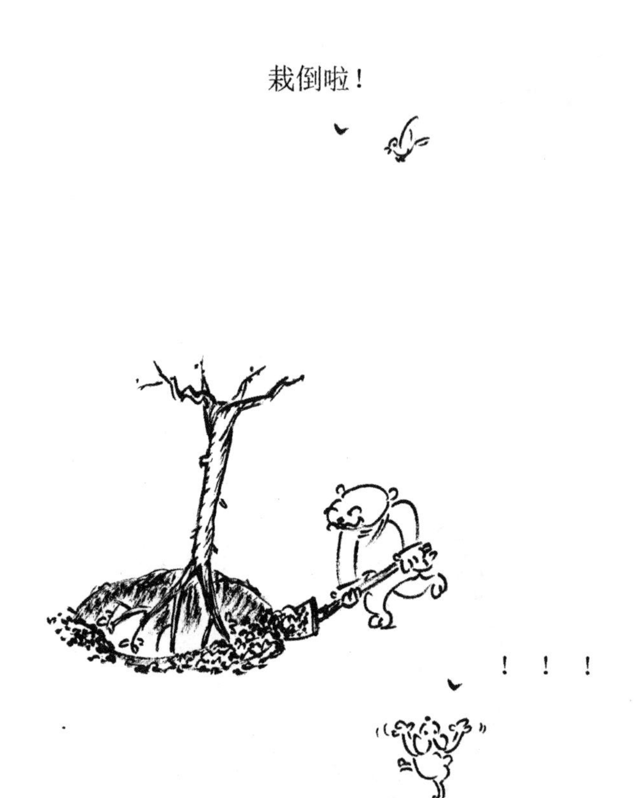

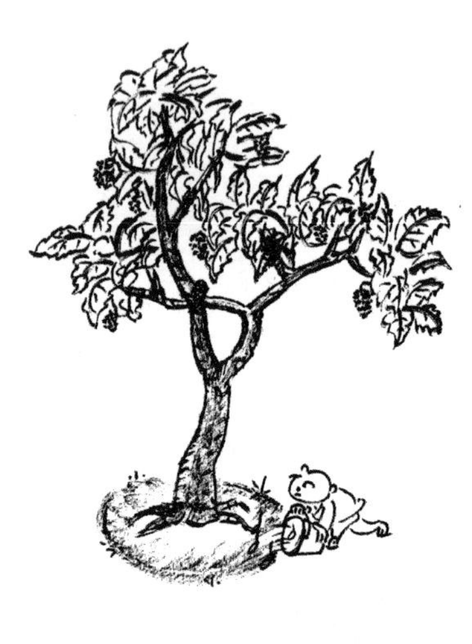

原文

从阴阳则生 逆之则死 从之则治 逆之则乱 反顺为逆 是谓内格

顺从阴阳消长变化就能生存，违逆了就会死亡。顺从它，人体机能就会正常；违逆它，就会引起机能紊乱。如果变顺从为违逆，就会造成人体机能与自然环境变化相格拒。

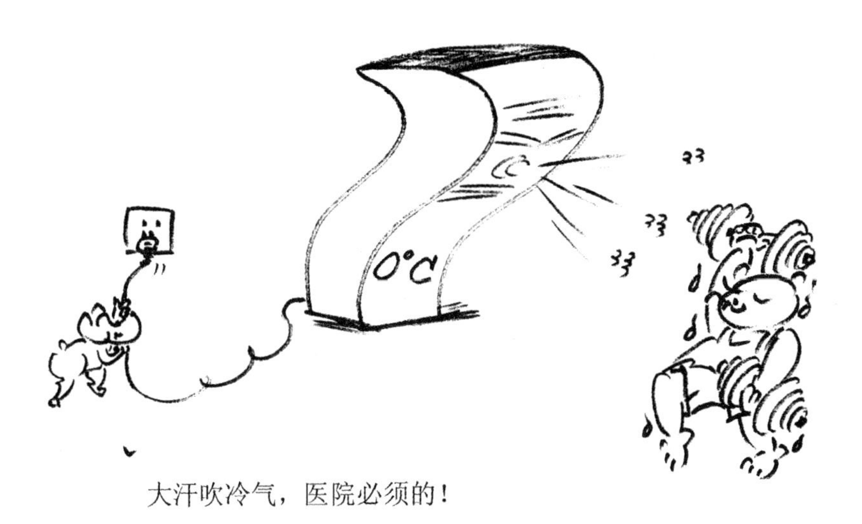

大汗吹冷气，医院必须的！

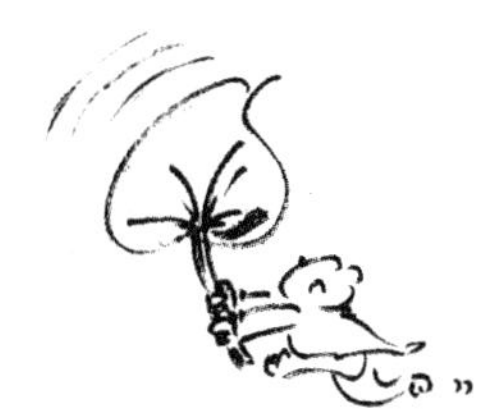

原文

是故圣人不治已病治未病 不治已乱治未乱 此之谓也

所以圣人不是在生病之后才去治疗，而是在还没有生病的时候就进行预防；这就如同治理天下，不是等乱子已经发生再去治理，而是治理在乱子发生之前。

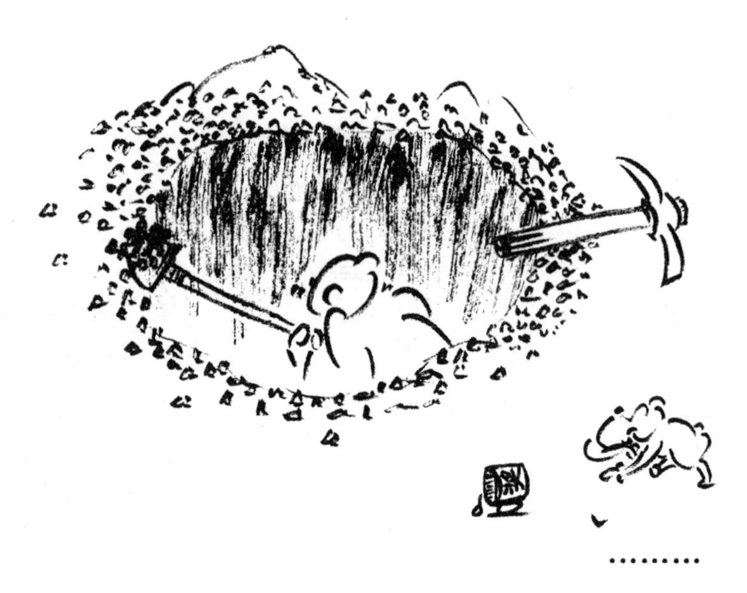

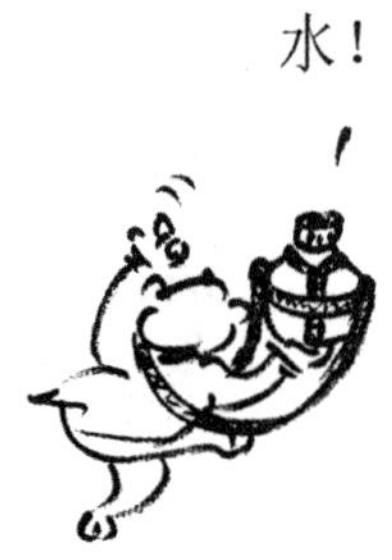

原文

夫病已成而后药之 乱已成而后治之 譬犹渴而穿井 斗而铸锥 不亦晚乎

如果疾病已经发生，再去治疗，乱子已经形成，再去治理，就如同渴了才去挖井，战乱发生了才去制造武器，那不是太晚了吗？

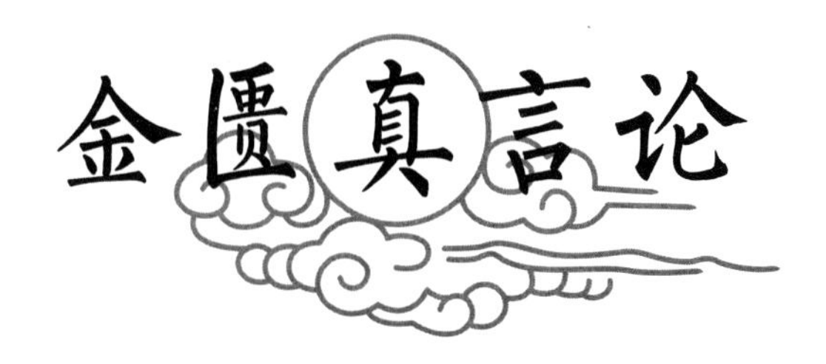
金匮真言论

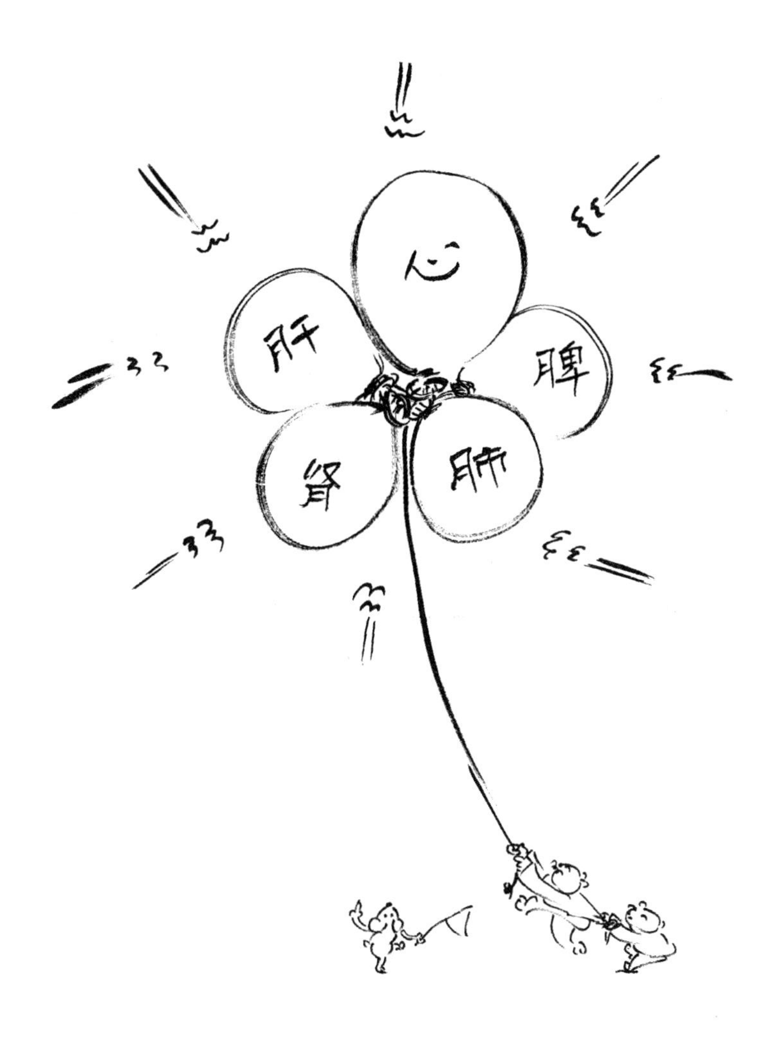

原文

黄帝问曰 天有八风 经有五风 何谓

岐伯对曰 八风发邪 以为经风 触五脏 邪气发病

黄帝问道：自然界有八风，人的经脉病变有五风之说，如何理解？

岐伯回答：自然界的八风邪气侵犯经脉，入而为五经之风，继续循经脉进而侵害五脏，使五脏发生病变。

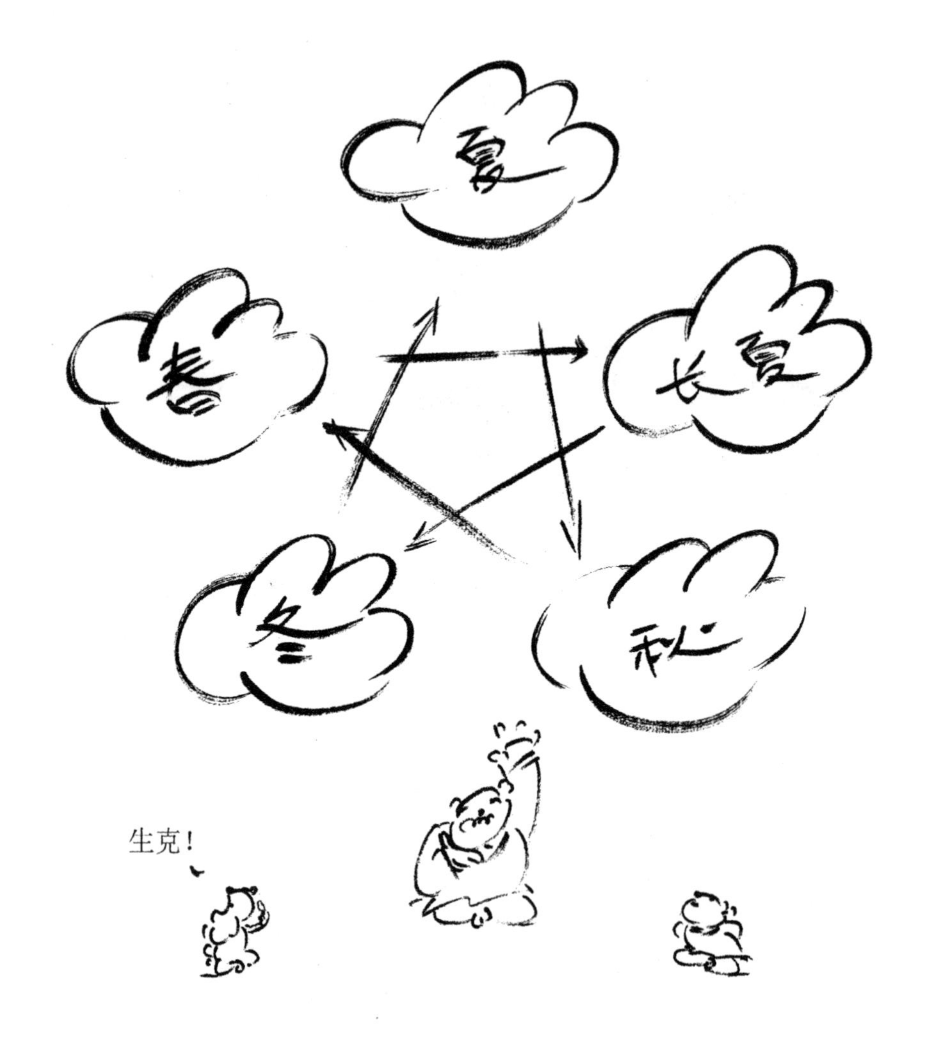

原文

所谓得四时之胜者 春胜长夏 长夏胜冬 冬胜夏 夏胜秋 秋胜春 所谓四时之胜也

四时相胜就是某季节有克制它的季节气候，如春胜长夏，长夏胜冬，冬胜夏，夏胜秋，秋胜春。

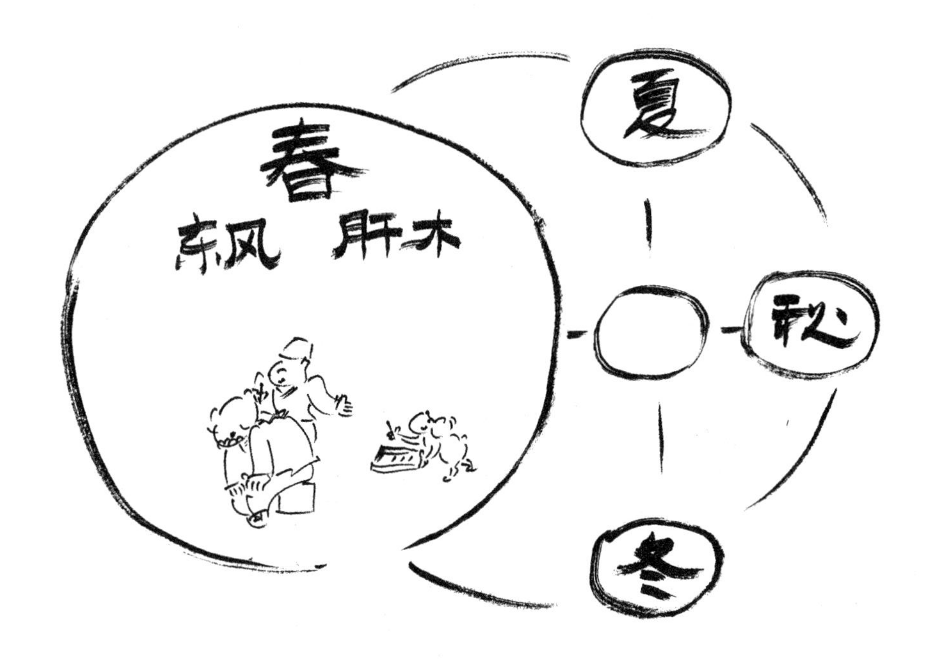

原文

东风生于春 病在肝 俞在颈项

东风生于春季，病多发生在肝，肝的经气输注于颈项。

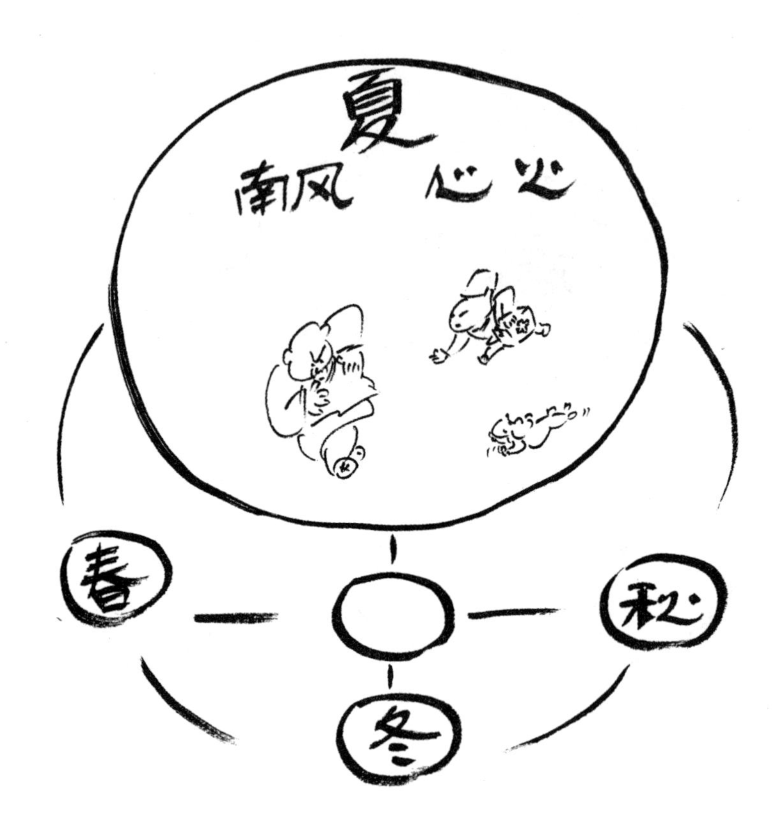

原文

南风生于夏 病在心 俞在胸胁

南风生于夏季，病多发生在心，心的经气输注于胸胁。

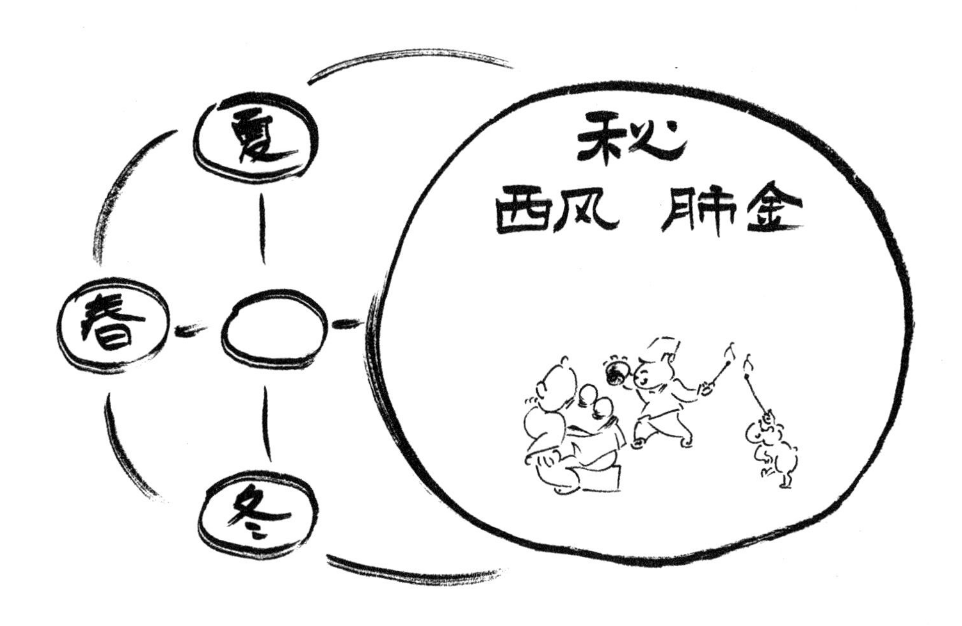

原文

西风生于秋 病在肺 俞在肩背

西风生于秋季，病多发生在肺，肺的经气输注于肩背。

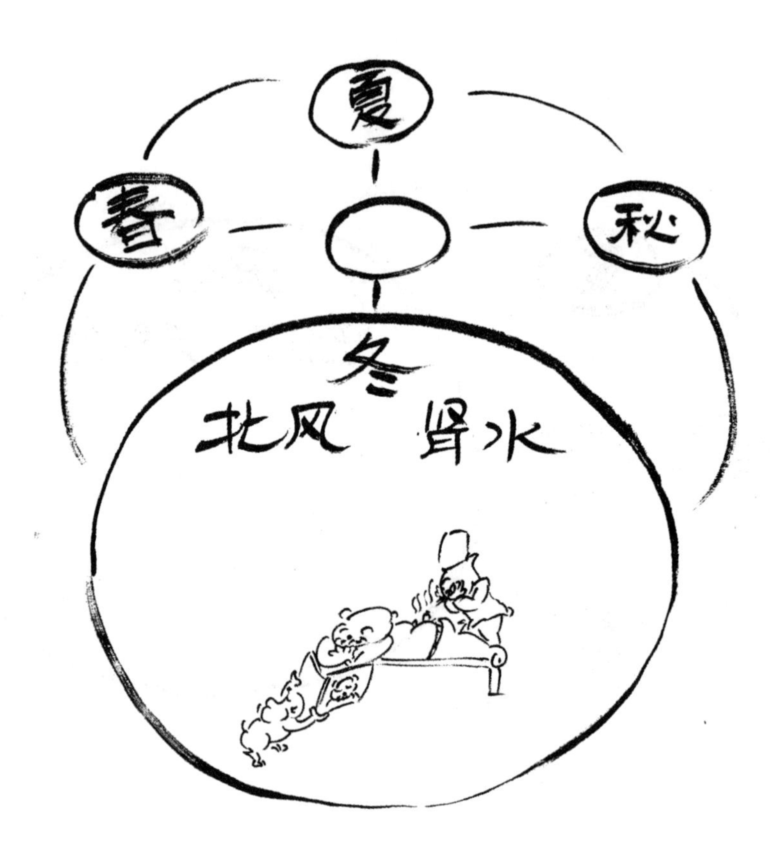

原文

北风生于冬 病在肾 俞在腰股

北风生于冬季，病多发生在肾，肾的经气输注于腰股。

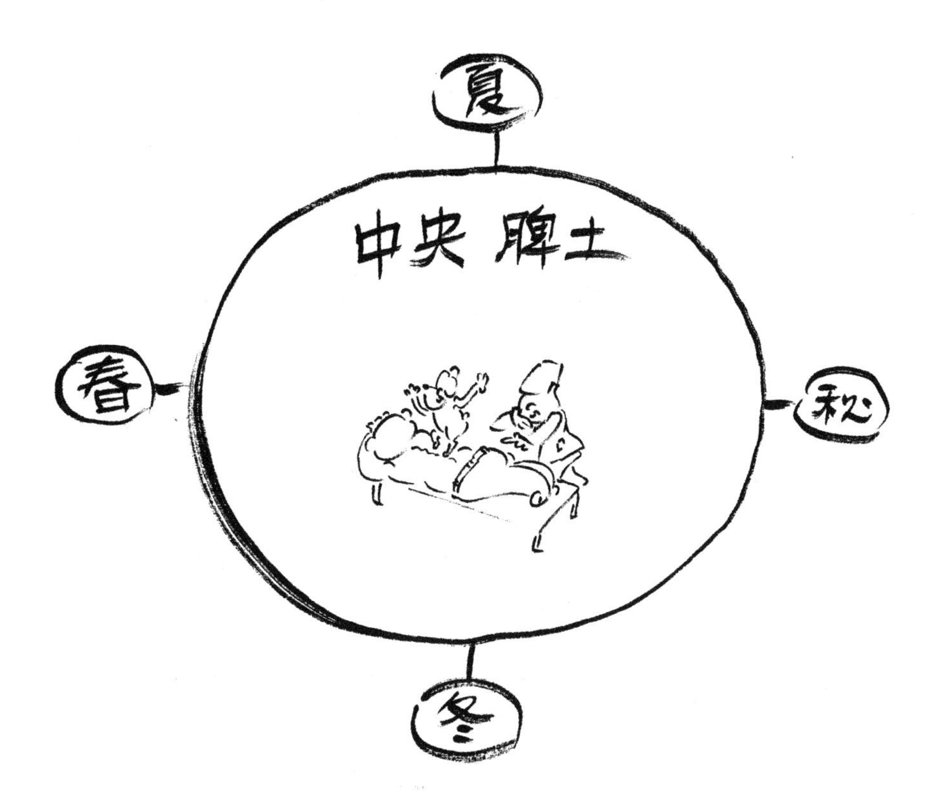

原文

中央为土 病在脾 俞在脊

长夏季节和中央的方位属于土，病多发生在脾，脾的经气输注于脊。

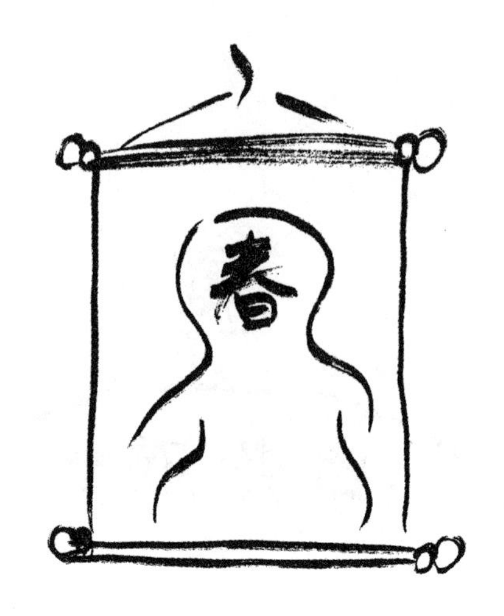

合谷穴！

面口合谷收！

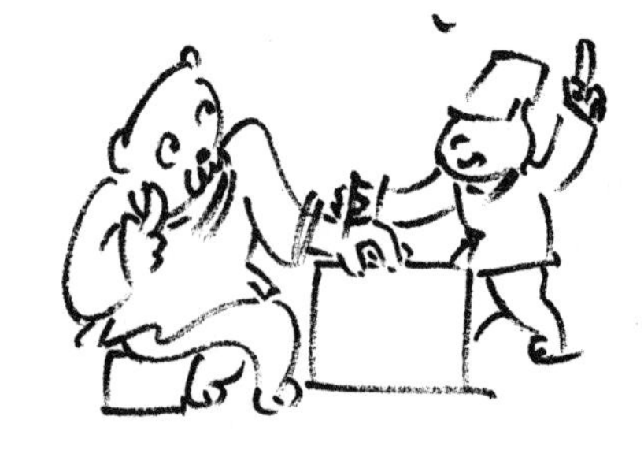

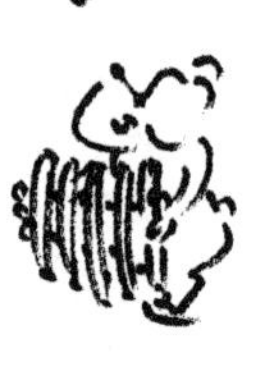

原文

故春气者 病在头

所以，春季邪气伤人，多病在头。

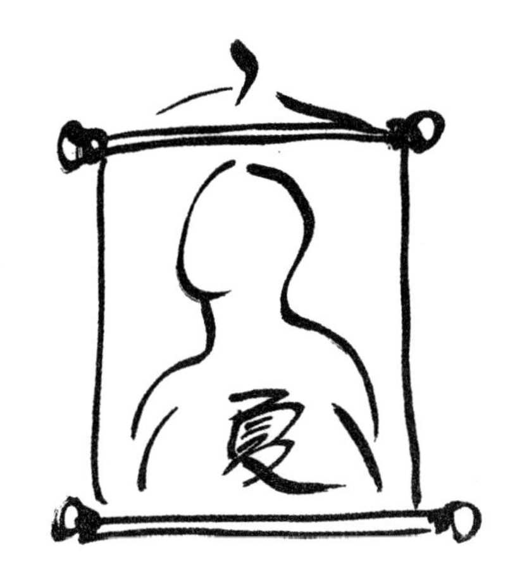

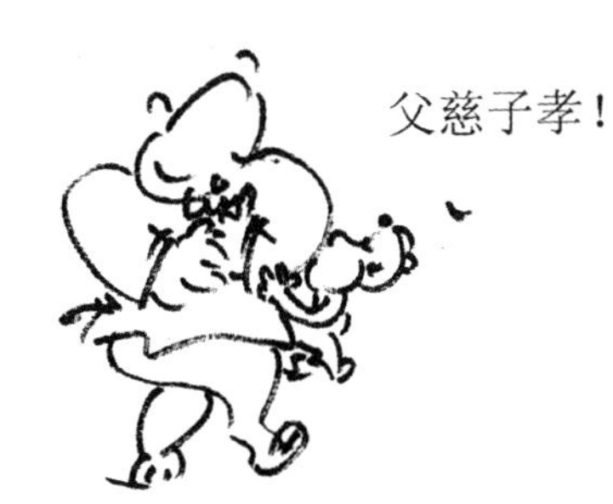

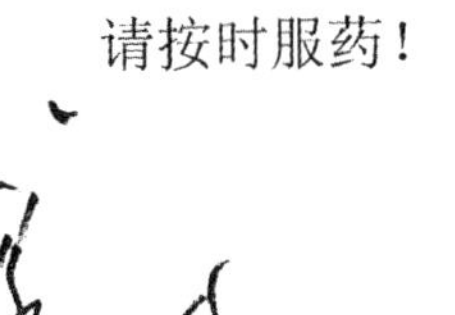

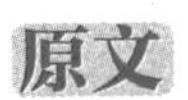

夏气者 病在脏

夏季邪气伤人，多病在五脏。

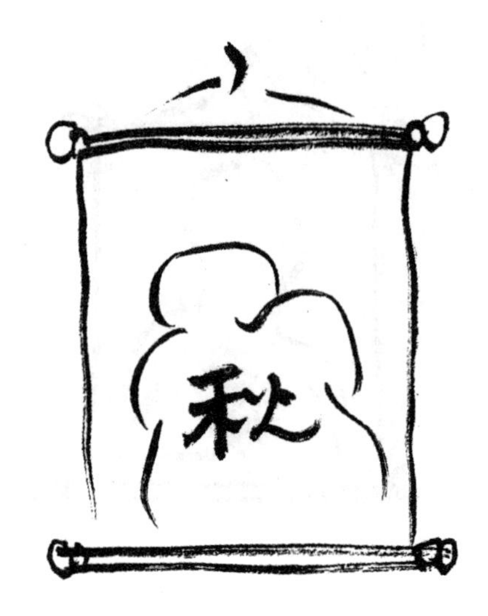

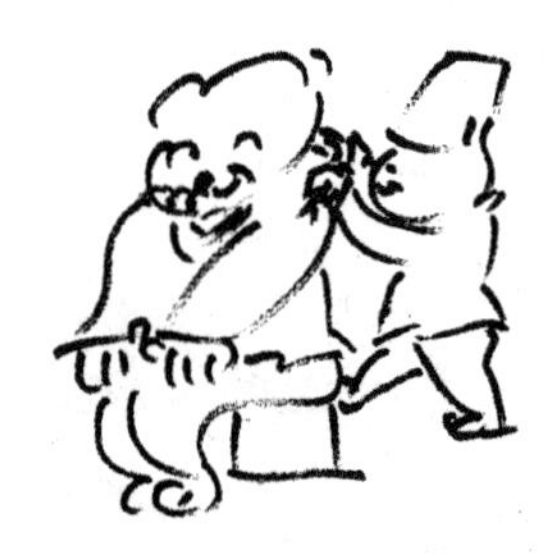

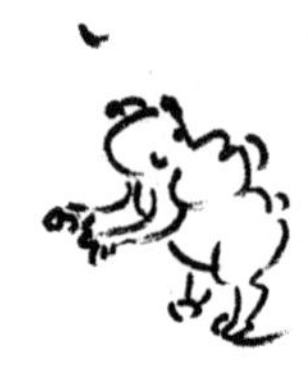

原文

秋气者 病在肩背

秋季邪气伤人，多病在肩背。

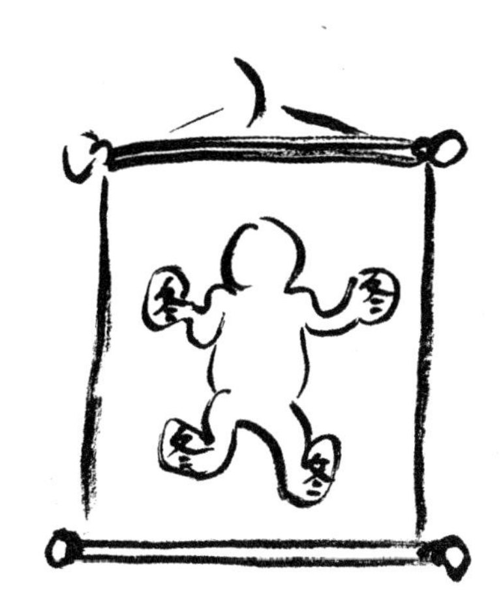

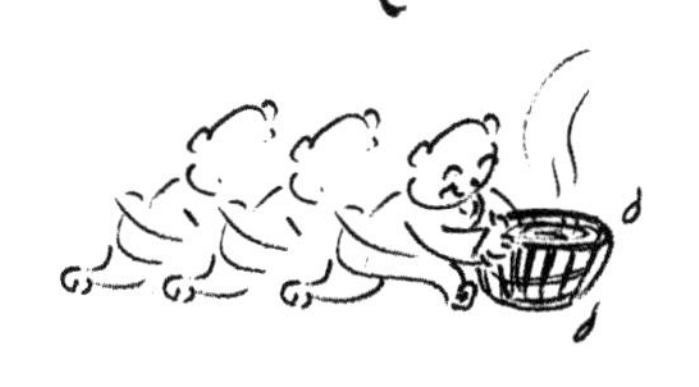

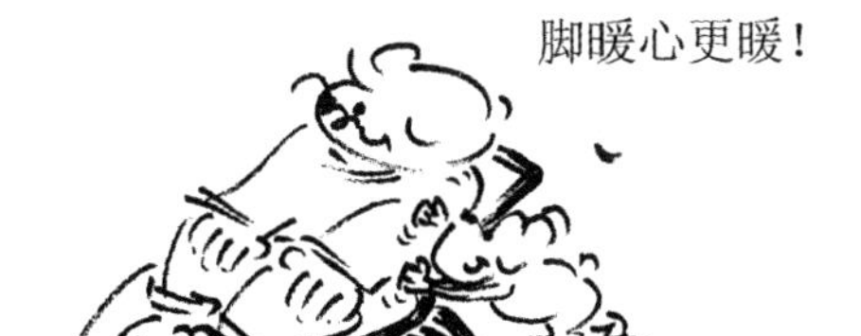

原文

冬气者 病在四肢

冬季邪气伤人，多病在四肢。

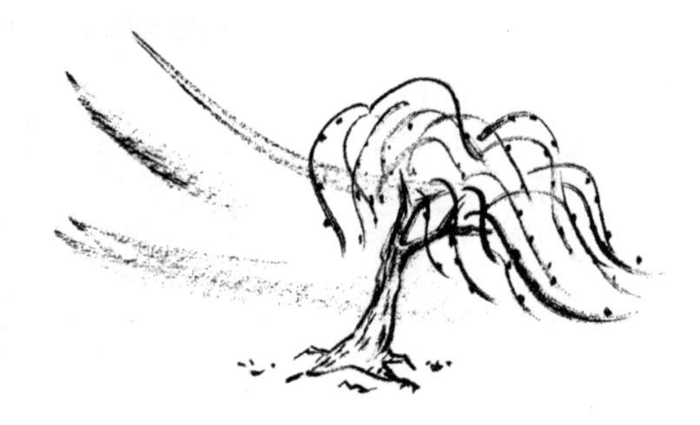

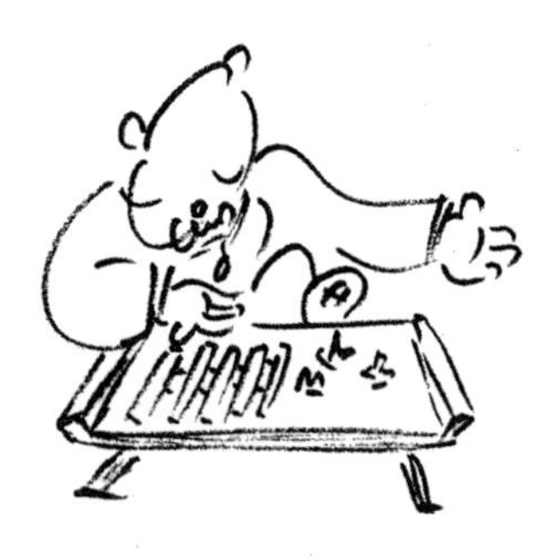

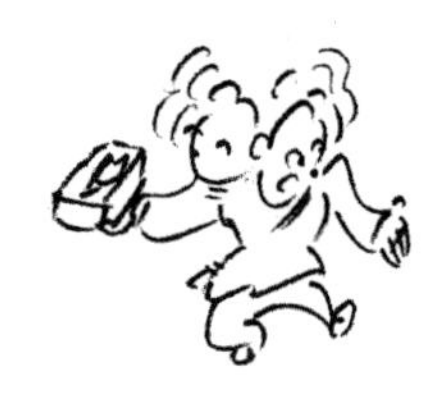

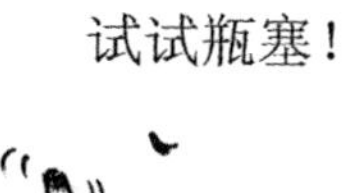

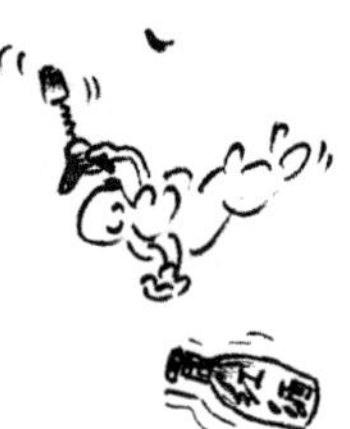

原文

故春善病鼽衄

所以，春天阳气上升，热邪循经上行头面，多发生鼻炎、鼻出血。

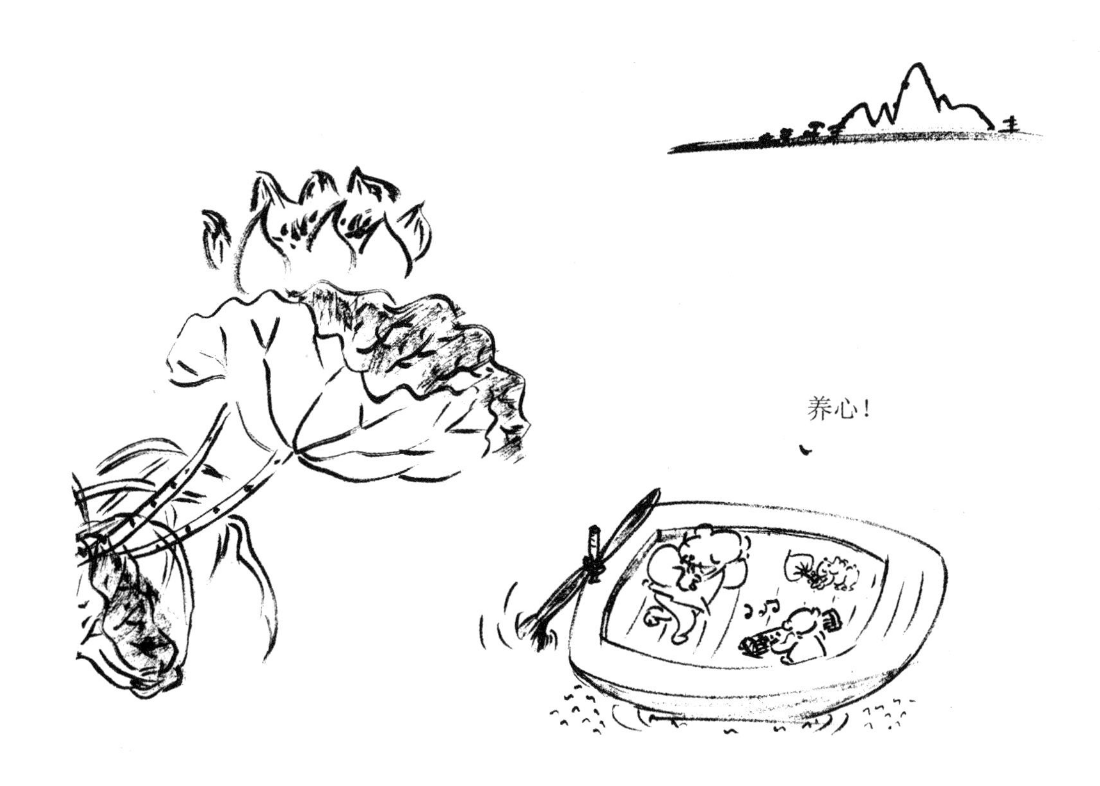

原文

仲夏善病胸胁

仲夏阳气发于表，多发生胸胁部位的疾患。

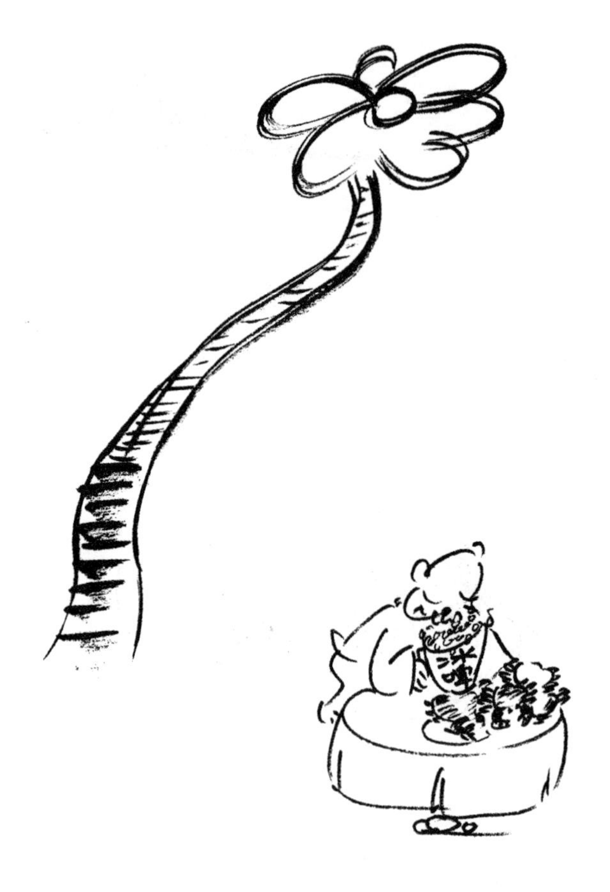

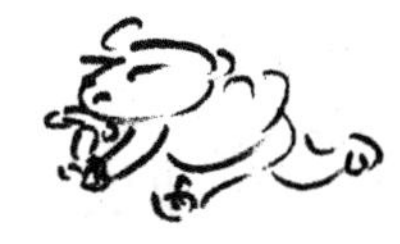

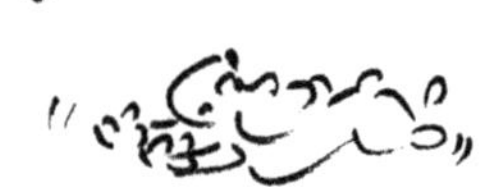

原文

长夏善病洞泄寒中

长夏阳气内虚，多发生腹泻里寒证。

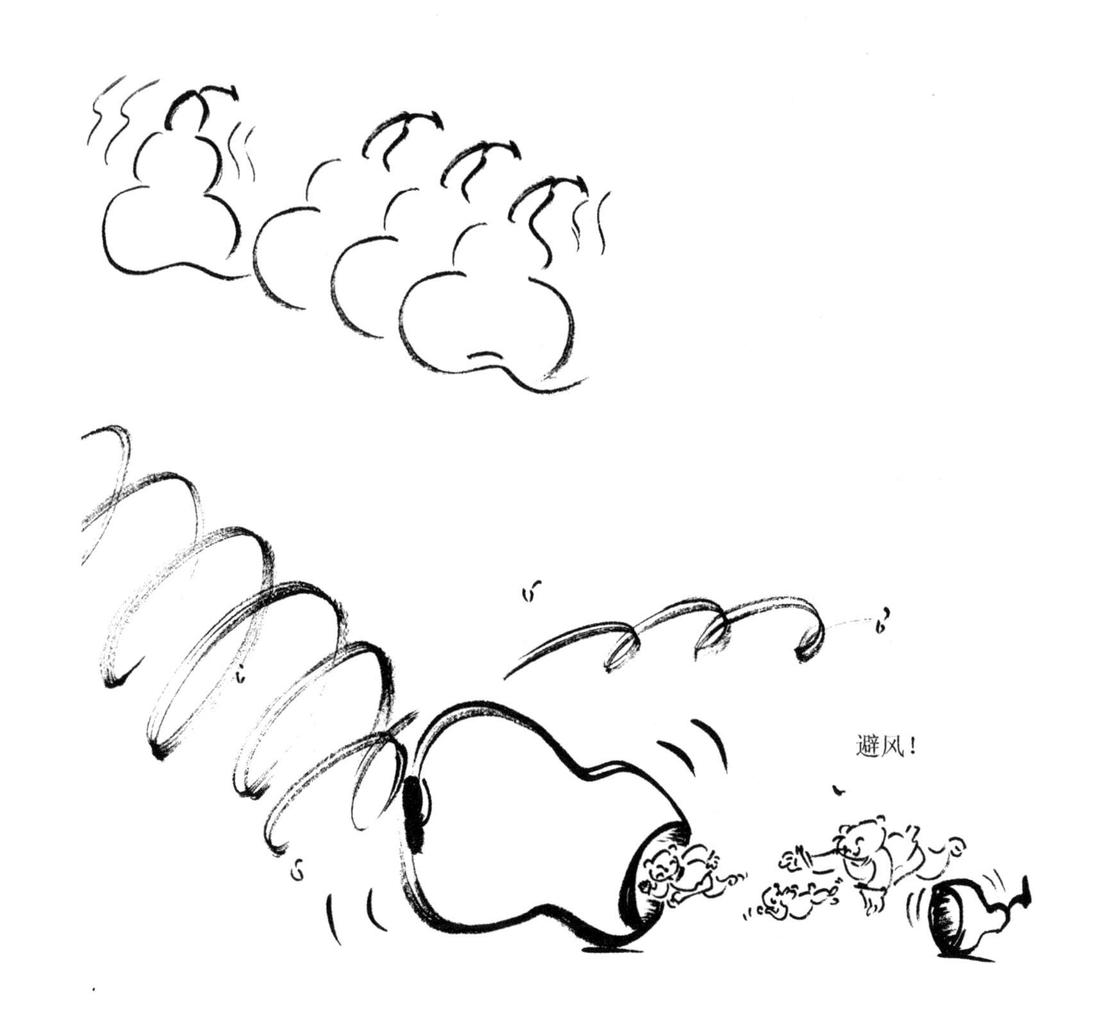

原文

秋善病风疟

秋天阳气内收，多生发风疟。

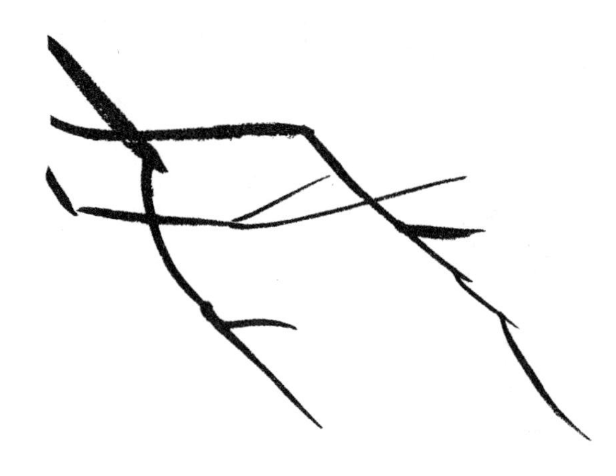

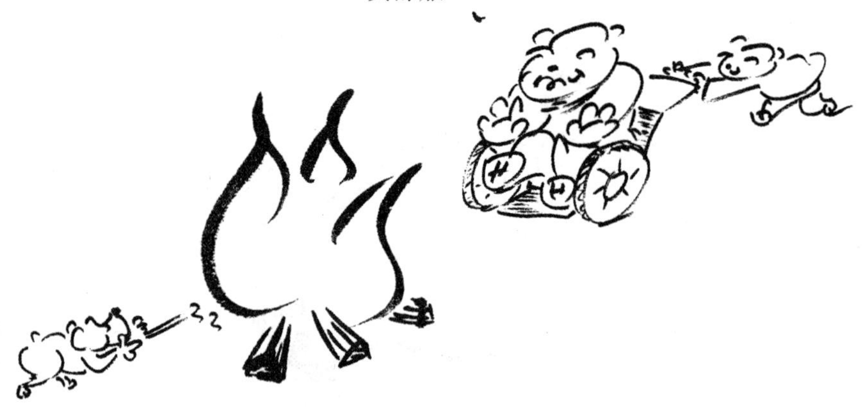

原文

冬善病痹厥

冬天阳气闭藏，多发生四肢痿痹厥冷的疾患。

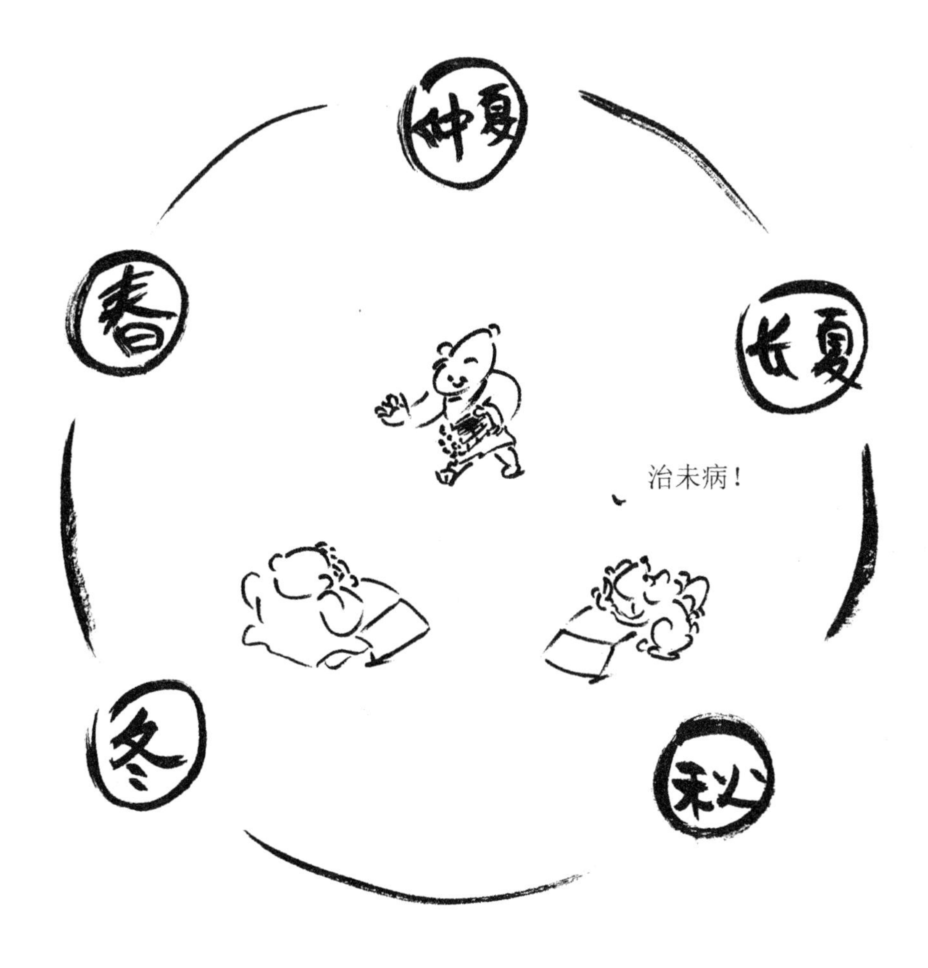

原文

故冬不按跷 春不鼽衄 春不病颈项 仲夏不病胸胁 长夏不病洞泄寒中 秋不病风疟 冬不病痹厥 飧泄而汗出也

若冬天不进行按跻等扰动阳气的活动，来年春天就不会发生鼽衄和颈项部位疾患，仲夏就不会发生胸胁部位的疾患，长夏就不会发生腹泻里寒证，秋天就不会发生风疟，冬天就不会发生四肢痿痹逆冷、完谷不化、汗出过多诸症。

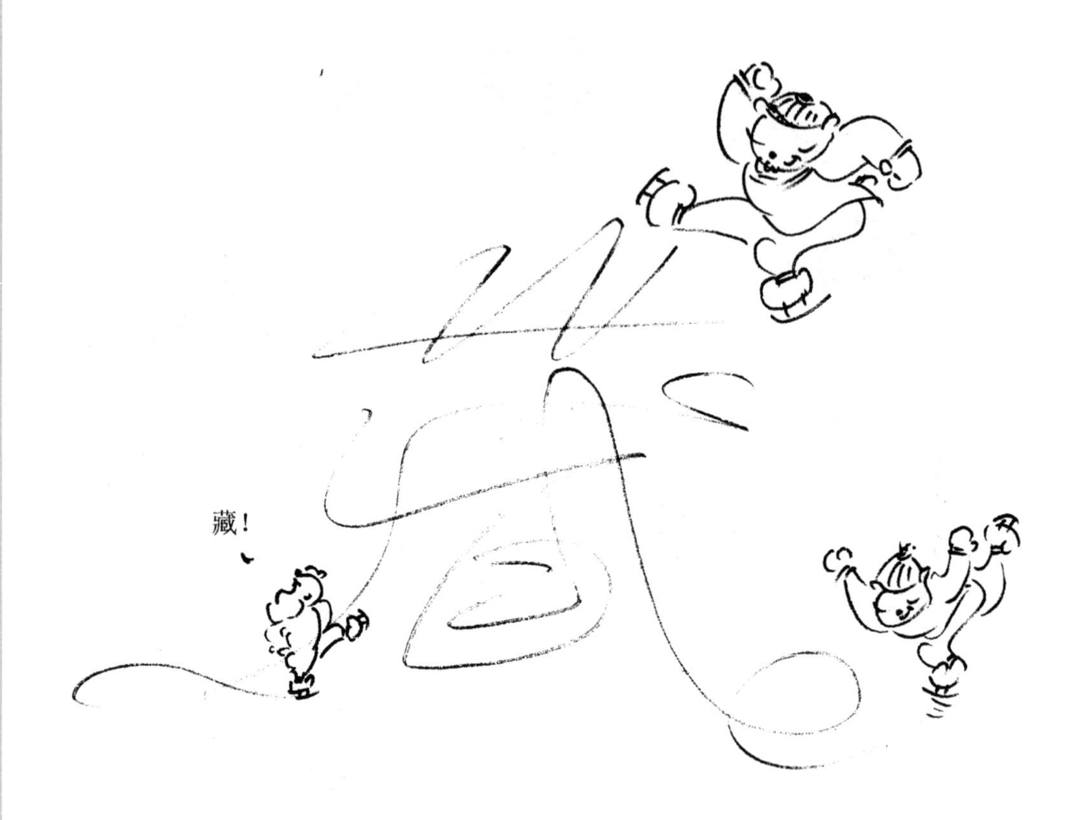

原文

夫精者 身之本也 故藏于精者 春不病温

精，是人体的根本，善于闭藏养护精，春天就不会患温热病。

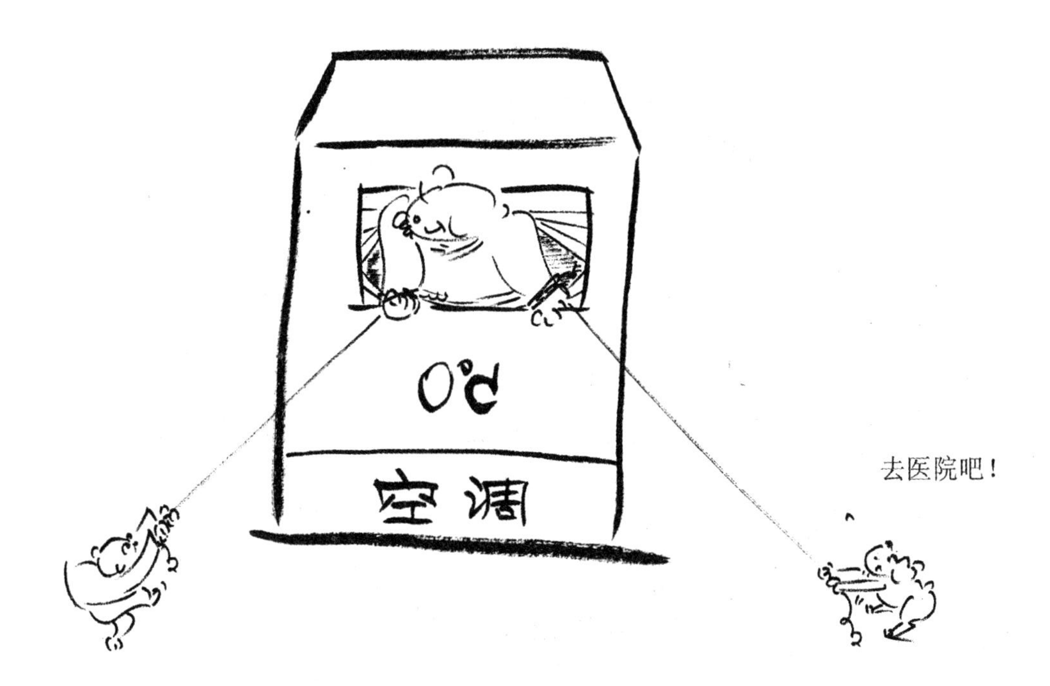

原文

夏暑汗不出者 秋成风疟 此平人脉法也

夏暑阳盛，如果不能排汗散热，到秋天会酿成风疟。这是诊察普通人四时发病的一般规律。

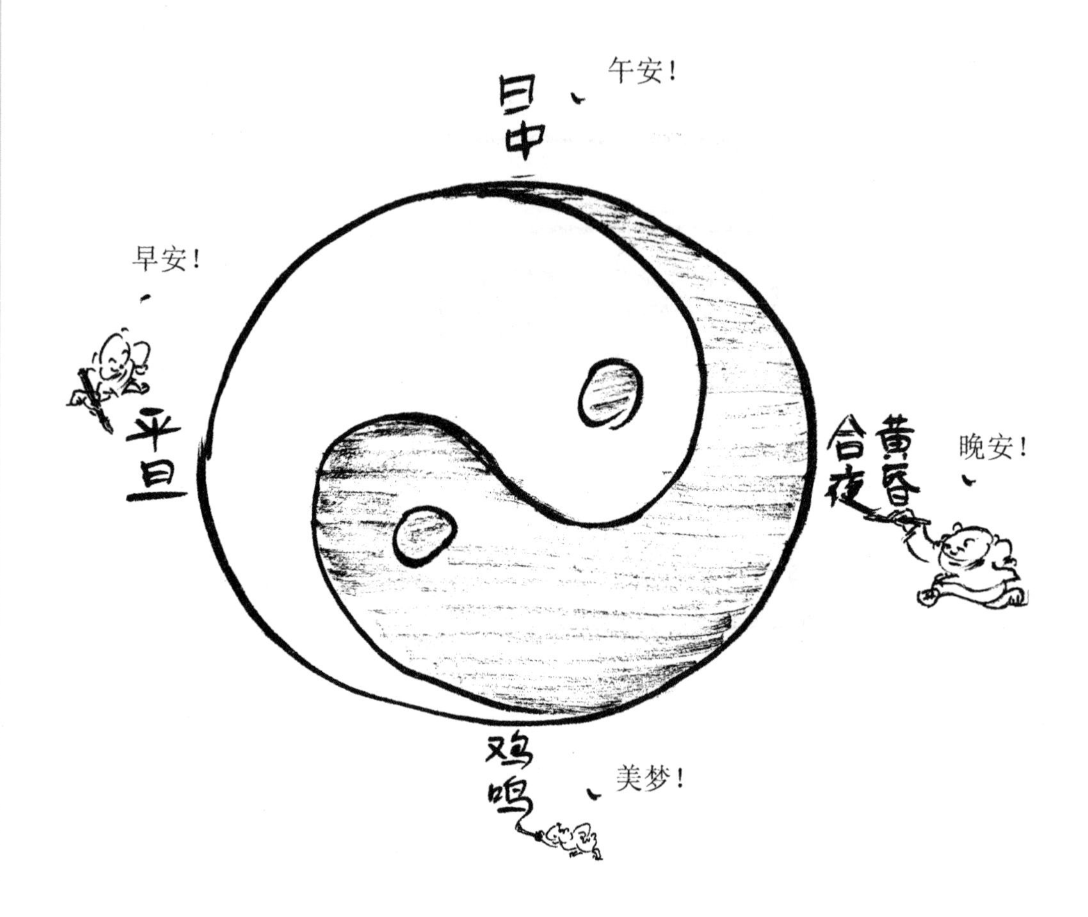

原文

故曰 阴中有阴 阳中有阳 平旦至日中 天之阳 阳中之阳也 日中至黄昏 天之阳 阳中之阴也 合夜至鸡鸣 天之阴 阴中之阴也 鸡鸣至平旦 天之阴 阴中之阳也

所以说，阴阳之中，复分阴阳。白昼属阳，上午为阳中之阳，下午为阳中之阴；黑夜属阴，前半夜为阴中之阴，后半夜为阴中之阳。

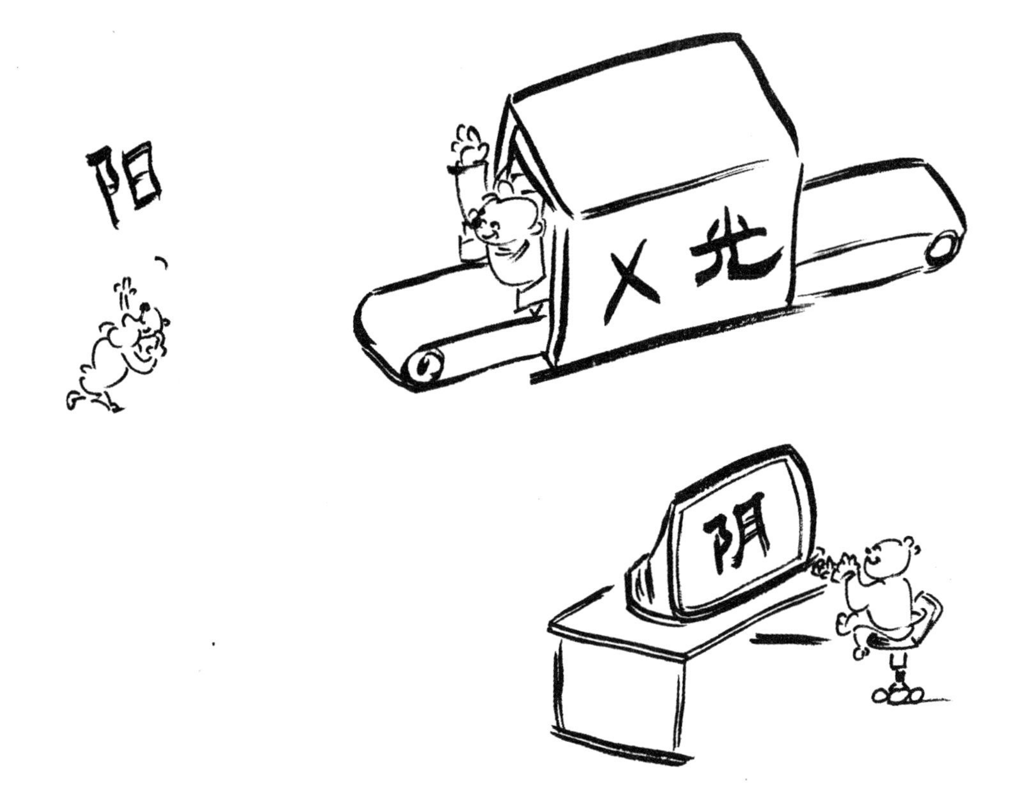

原文

故人亦应之 夫言人之阴阳 则外为阳 内为阴

人之阴阳与此相应。就人体来分阴阳，则体表为阳，体内为阴。

阳！

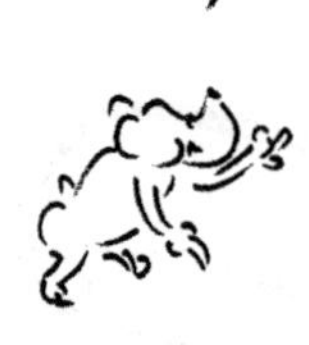

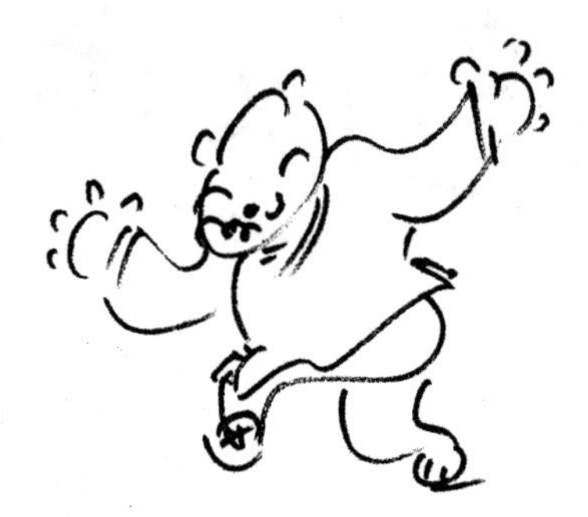

阴！

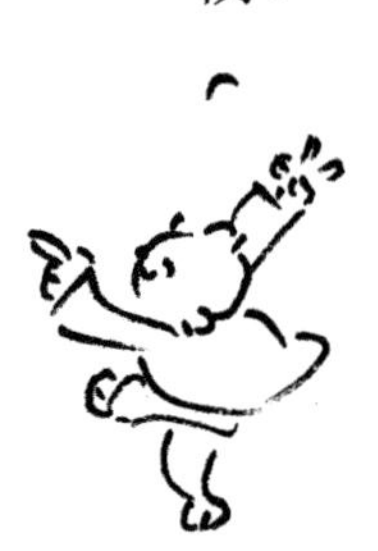

原文

言人身之阴阳 则背为阳 腹为阴

就身体部位来分阴阳，则背为阳，腹为阴。

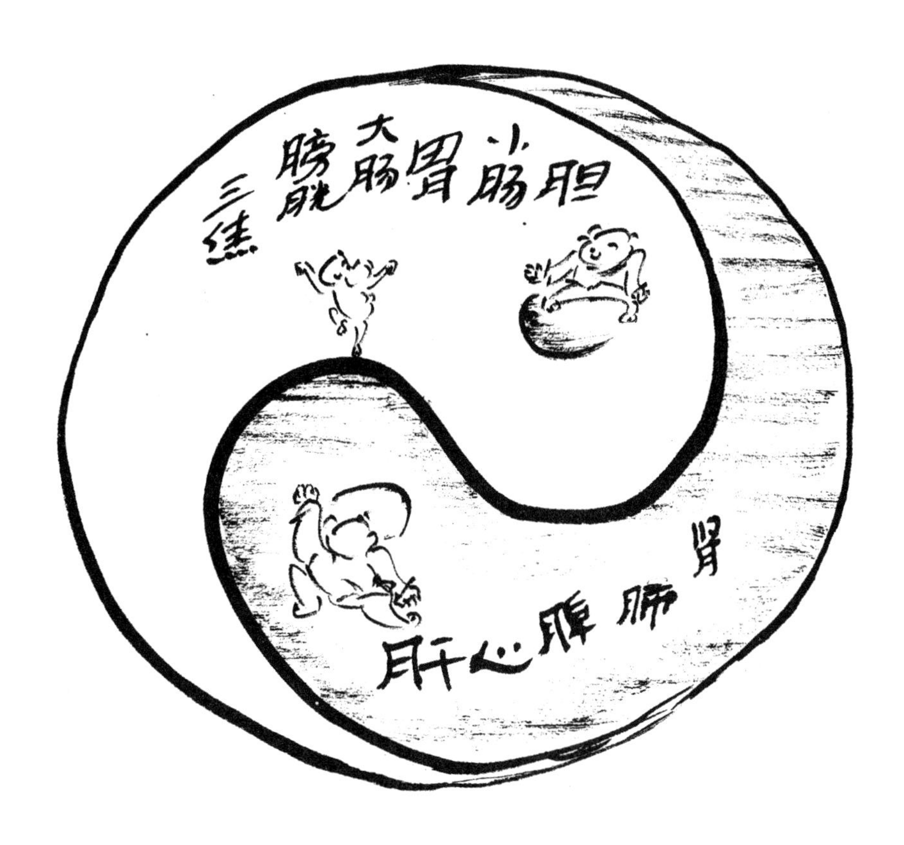

原文

言人身之脏腑中阴阳 则脏者为阴 腑者为阳 肝心脾肺肾五脏皆为阴 胆胃大肠小肠膀胱三焦六腑皆为阳

就脏腑来分阴阳，则肝、心、脾、肺、肾五脏都属阴，胆、胃、大肠、小肠、膀胱、三焦六腑都属阳。

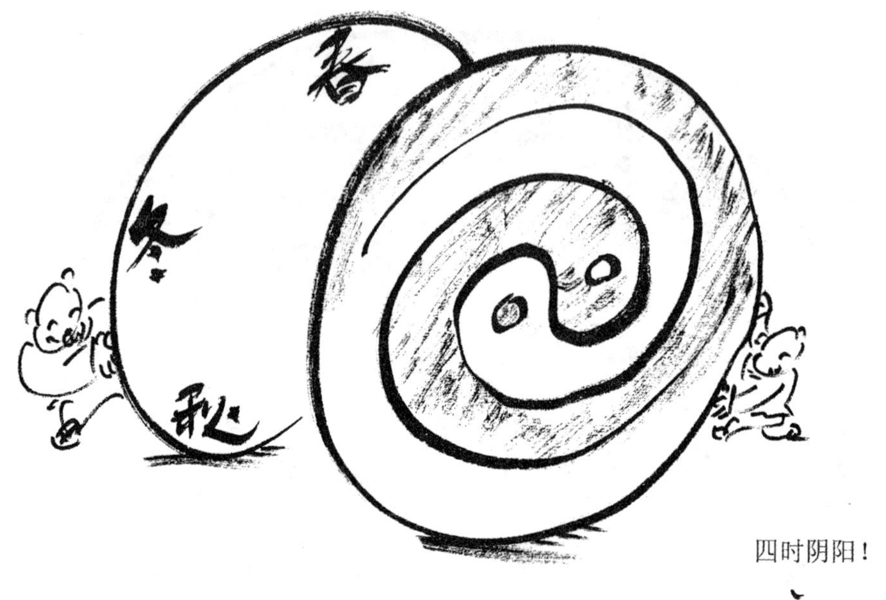

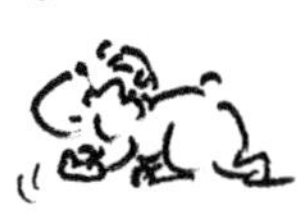

原文

所以欲知阴中之阴 阳中之阳者 何也 为冬病在阴 夏病在阳 春病在阴 秋病在阳 皆视其所在 为施针石也

所以，理解阴阳之中复分阴阳，就是要分析四时患病的在阴在阳，以此作为治疗疾病的依据。冬病在阴，夏病在阳，春病在阴，秋病在阳，都要根据病邪之所在，施用针刺、砭石等治疗方法。

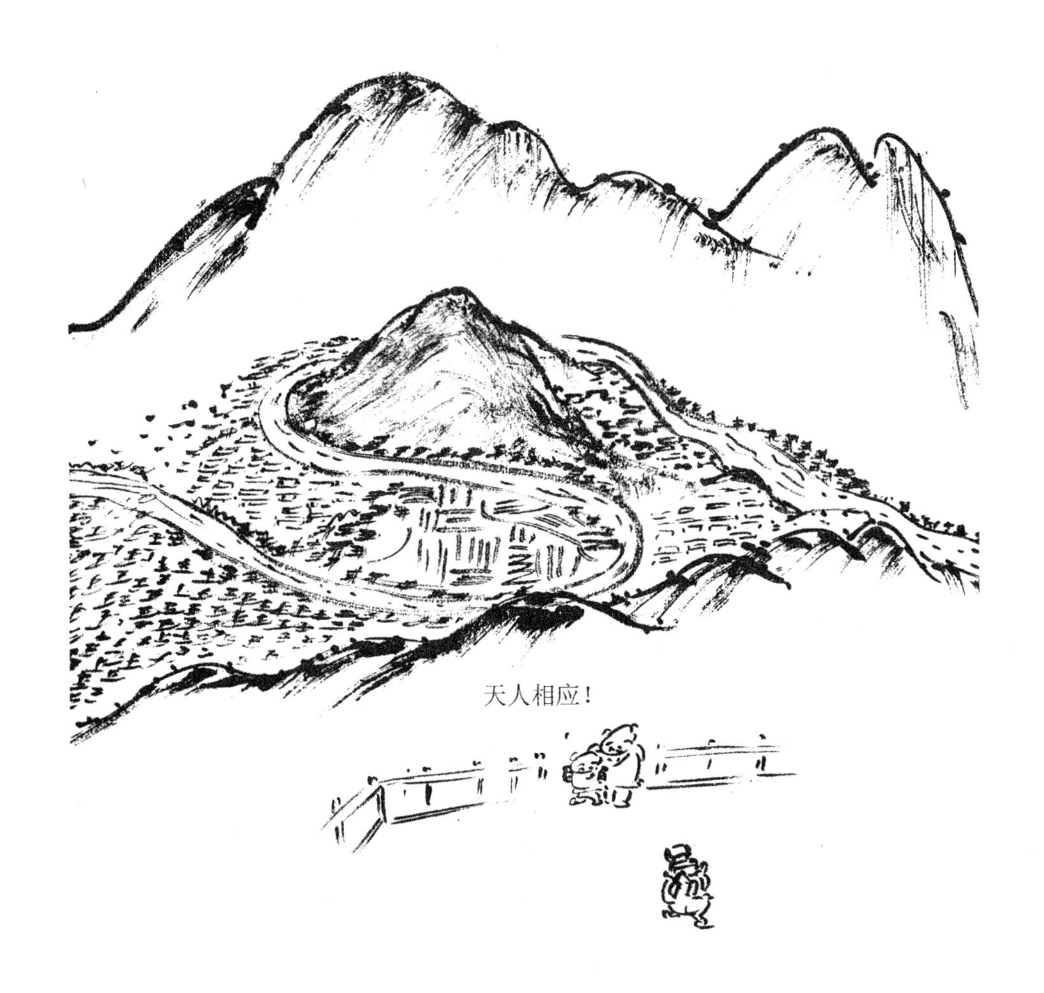

原文

故背为阳 阳中之阳 心也 背为阳 阳中之阴 肺也 腹为阴 阴中之阴 肾也 腹为阴 阴中之阳 肝也 腹为阴 阴中之至阴 脾也 此皆阴阳表里内外雌雄相输应也 故以应天之阴阳也

背为阳：心为阳中之阳，肺为阳中之阴；腹为阴：肾为阴中之阴，肝为阴中之阳，脾为阴中之至阴。这些都是人体阴阳、表里、内外、雌雄的相互关系及相对应的例证，所以人之阴阳与自然界之阴阳是相应的。

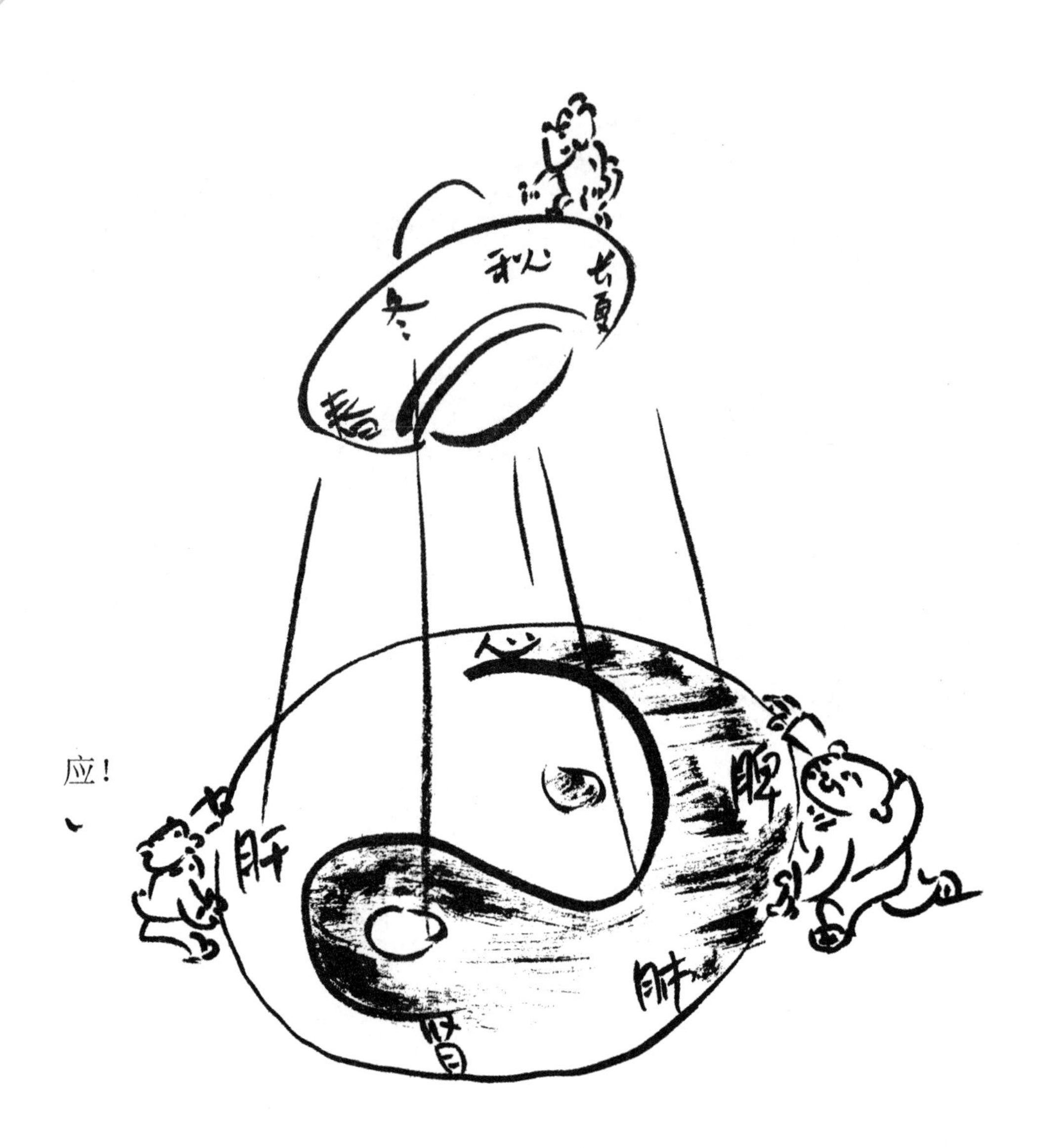

原文

帝曰 五脏应四时 各有收受乎 岐伯曰 有

黄帝：五脏与四时相应，它们各自还有相类的事物可以归纳吗？

岐伯：有。

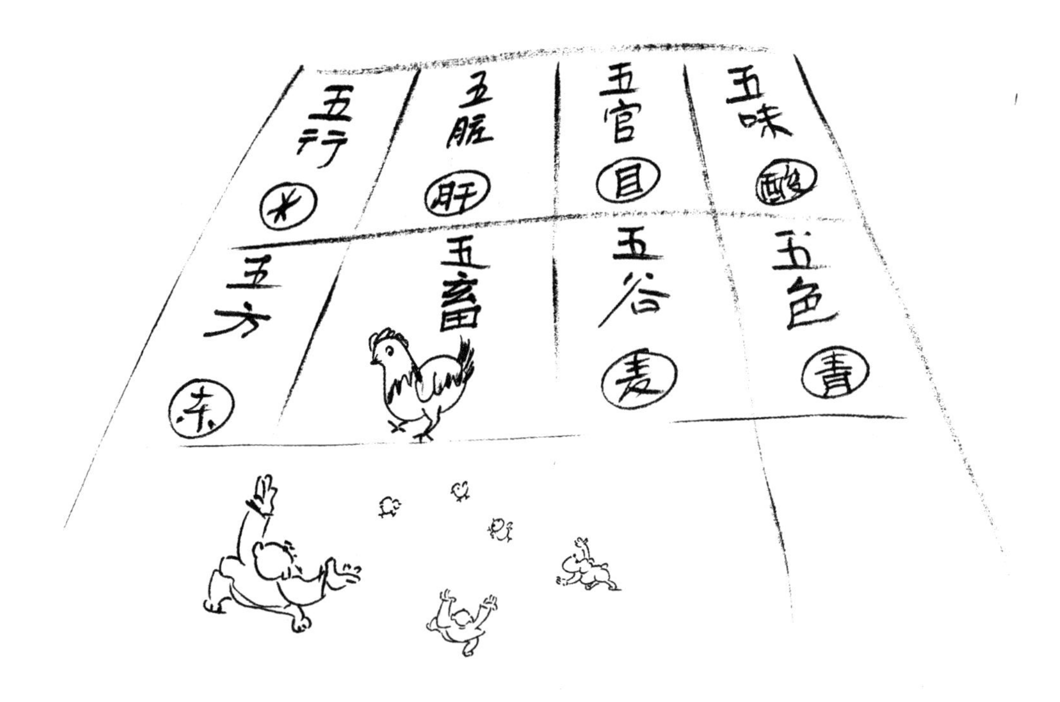

原文

东方青色 入通于肝 开窍于目 藏精于肝 其病发惊骇 其味酸 其类草木 其畜鸡 其谷麦

东方青色，与肝相通；肝开窍于目；精气内藏于肝，其发病会通常表现为不安或害怕；在五味为酸，与草木同类，在五畜为鸡，在五谷为麦。

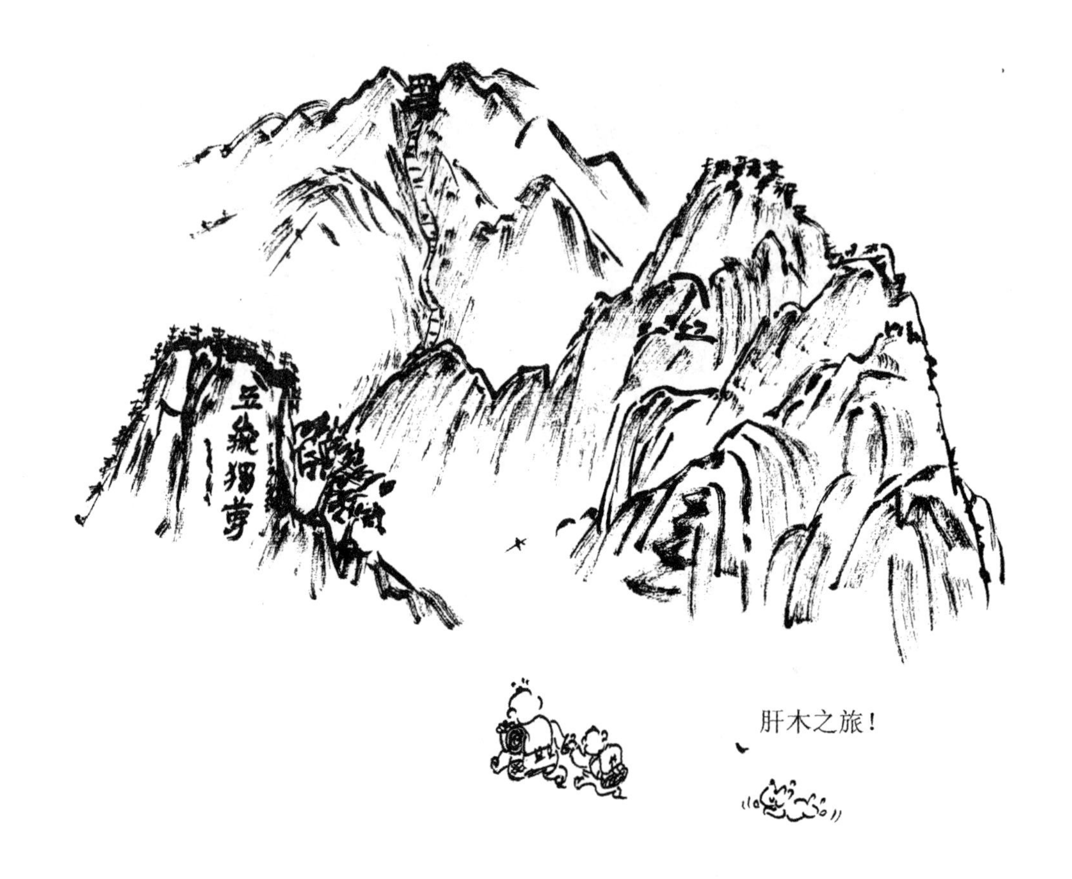

原文

其应四时 上为岁星 是以春气在头也 其音角 其数八 是以知病之在筋也 其臭臊

与四时中的春季相应，在天体为木星；春天阳气上升，其气在头；肝病呈现在筋；在五音为角音，在数为木之成数八，在气味为臊。

五行
火
五脏
心
五官
耳 舌
五味
苦
五方
南
五畜
五谷
黍
五色
赤

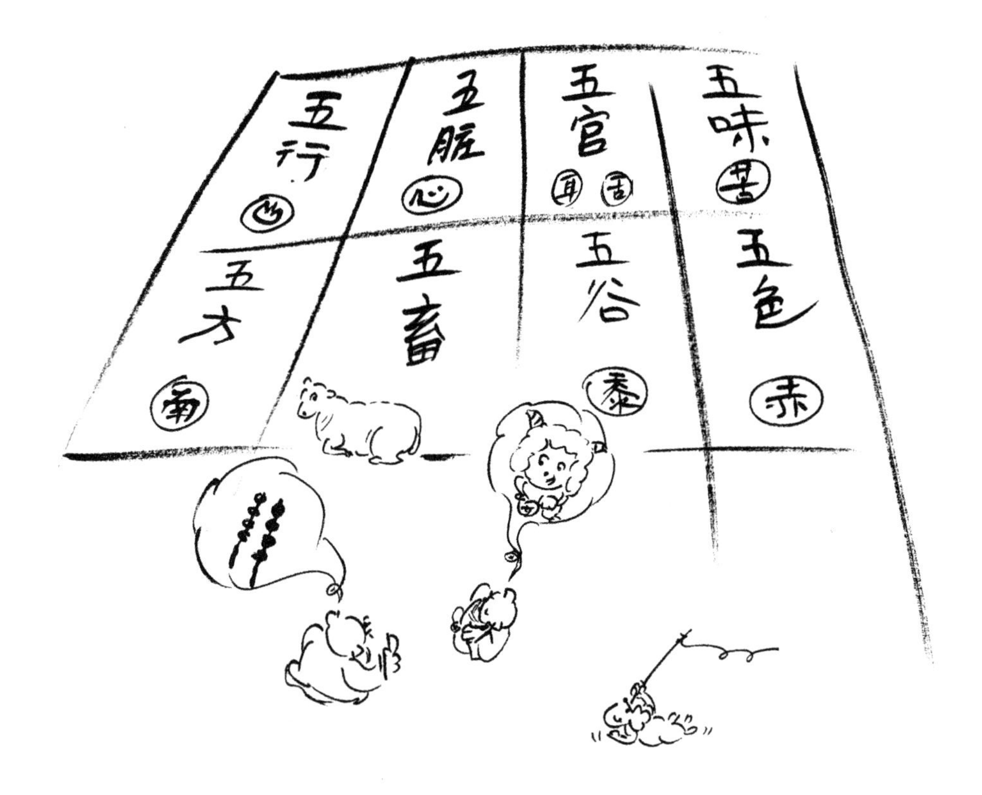

原文

南方赤色 入通于心 开窍于耳 藏精于心 故病在五脏 其味苦 其类火 其畜羊 其谷黍

南方赤色，与心相通；心开窍于耳；精气内藏于心，心为五脏之主，心病则五脏不安；在五味为苦，与火同类，在五畜为羊，在五谷为黍。

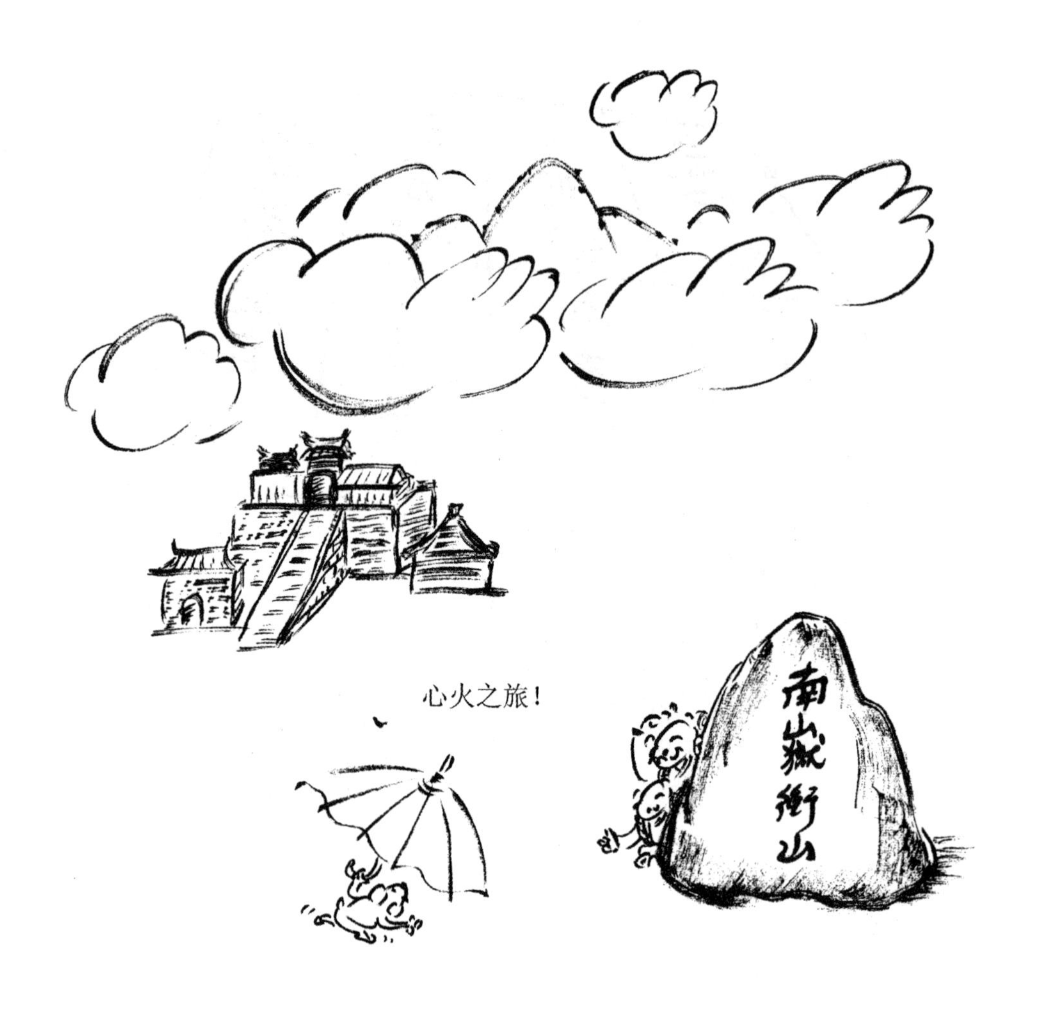

原文

其应四时 上为荧惑星 是以知病之在脉也 其音徵 其数七 其臭焦

与四时中的夏季相应，在天体为火星；心病呈现在脉；在五音为徵音，在数为火之成数七，在气味为焦。

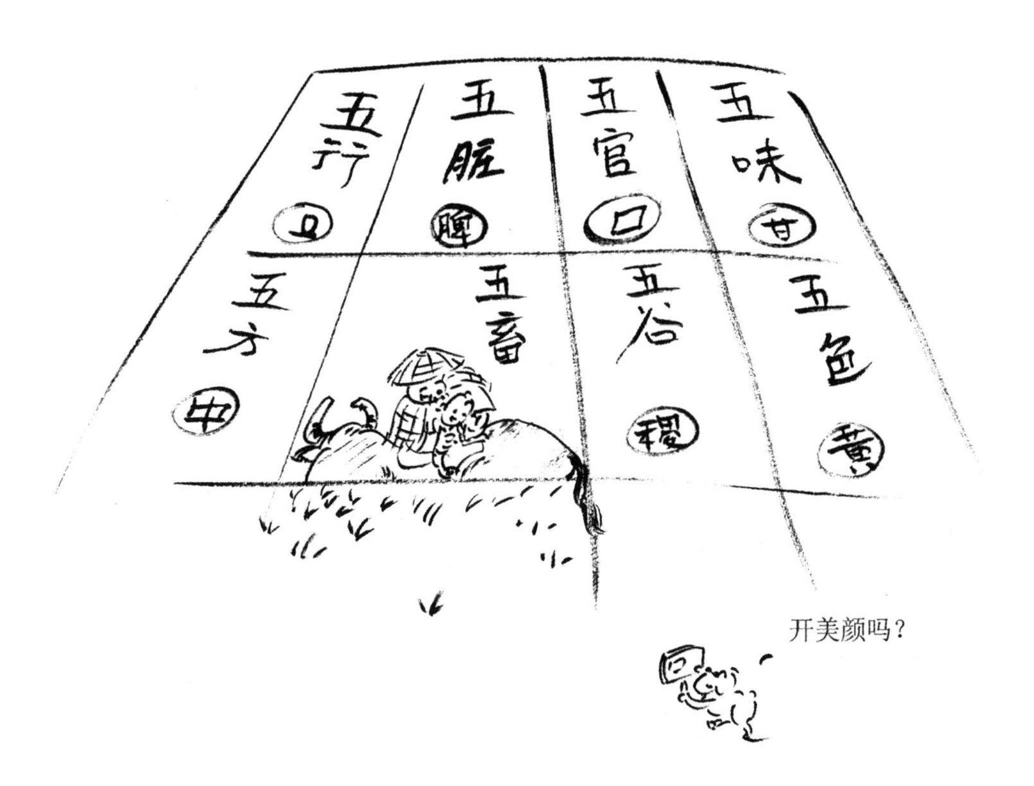

原文

中央黄色 入通于脾 开窍于口 藏精于脾 故病在舌本 其味甘 其类土 其畜牛 其谷稷

中央黄色，与脾相通；脾开窍于口；精气内藏于脾，其病多发生在舌本；在五味为甘，与土同类，在五畜为牛，在五谷为稷。

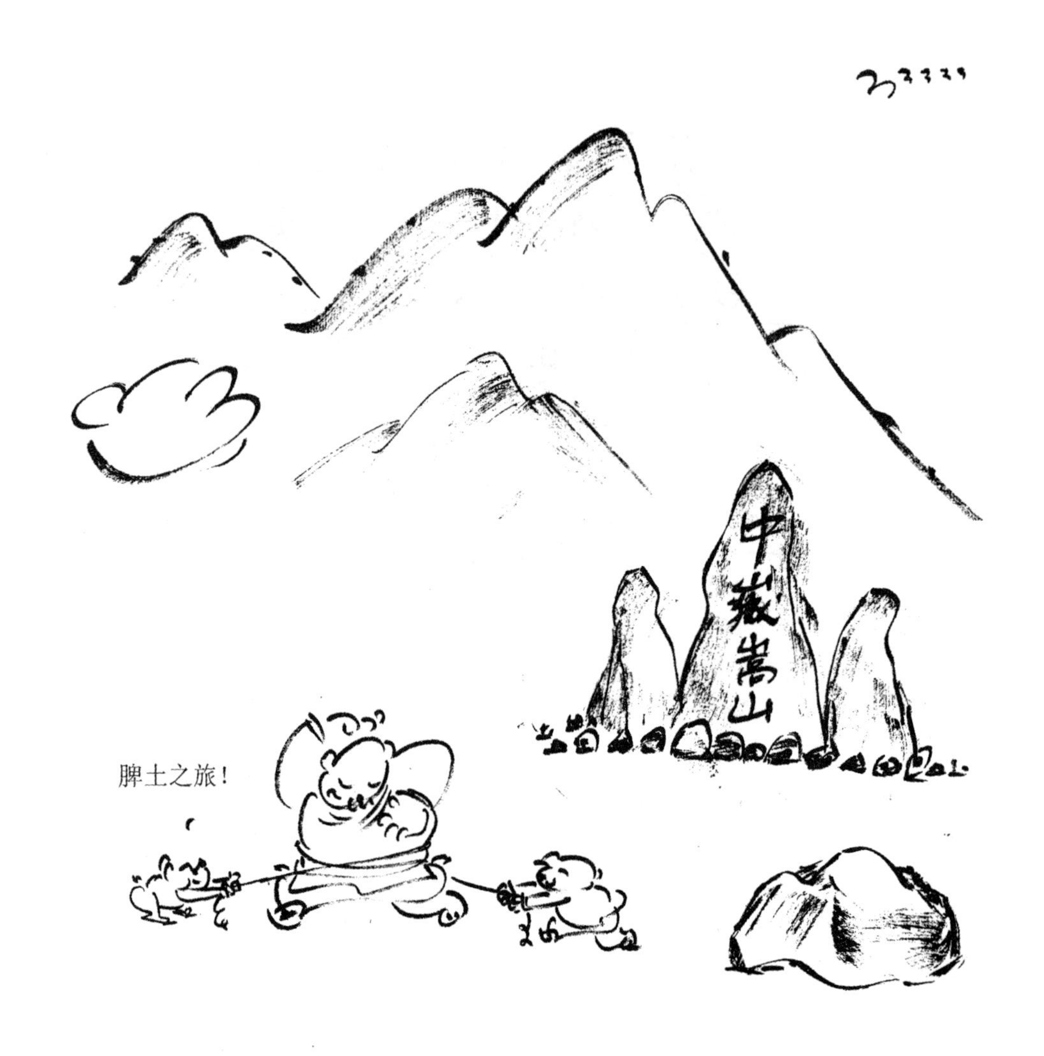

原文

其应四时 上为镇星 是以知病之在肉也 其音宫 其数五 其臭香

与四时的长夏相应，在天体为土星；脾病呈现在肉；在五音为宫音，在数为土之生数五，在气味为香。

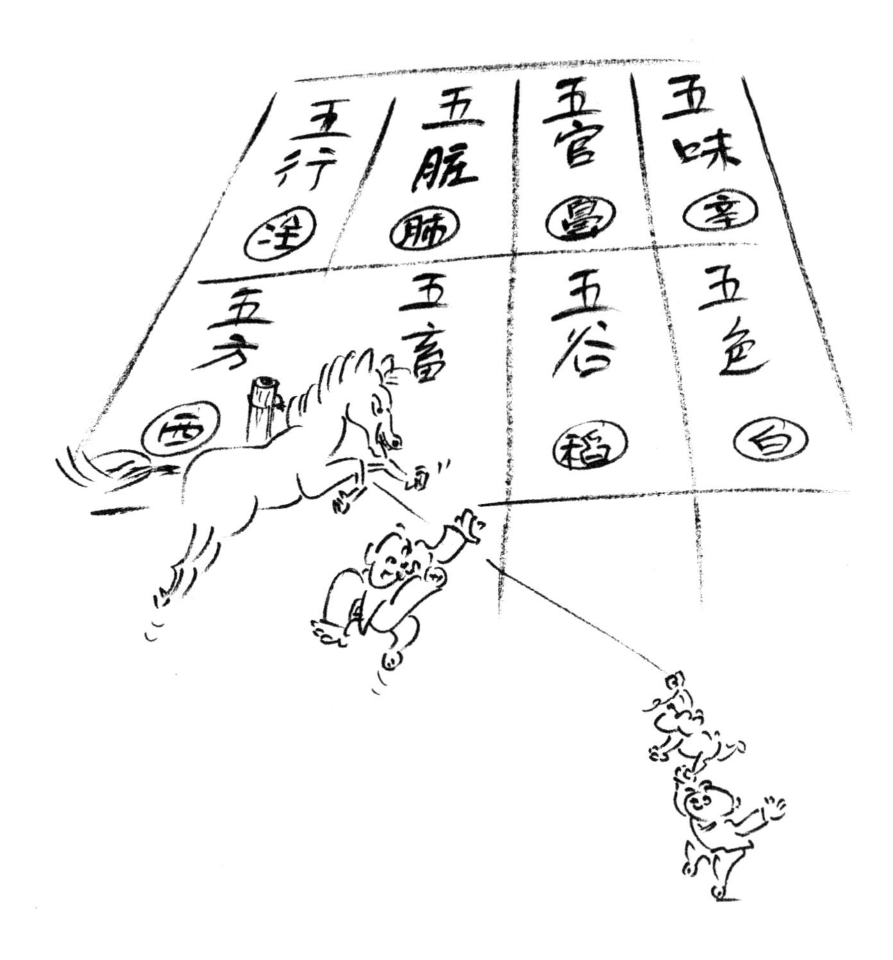

原文

西方白色 入通于肺 开窍于鼻 藏精于肺 故病在背 其味辛 其类金 其畜马 其谷稻

西方白色，与肺相通；肺开窍于鼻；精气内藏于肺，其病多发生在背；在五味为辛，与金同类，在五畜为马，在五谷为稻。

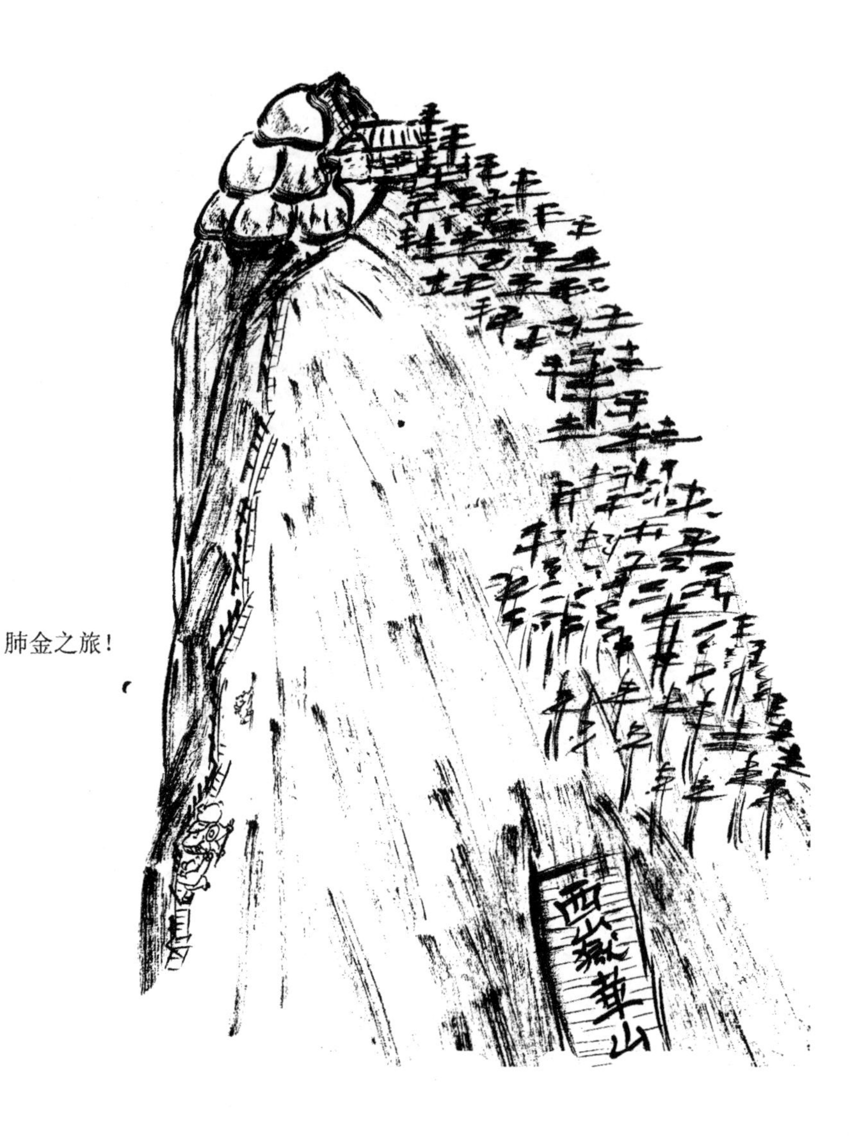

原文

其应四时 上为太白星 是以知病之在皮毛也 其音商 其数九 其臭腥

与四时中的秋季相应，在天体为太白金星；肺病呈现在皮毛；在五音为商音，在数为金之成数九，在气味为腥。

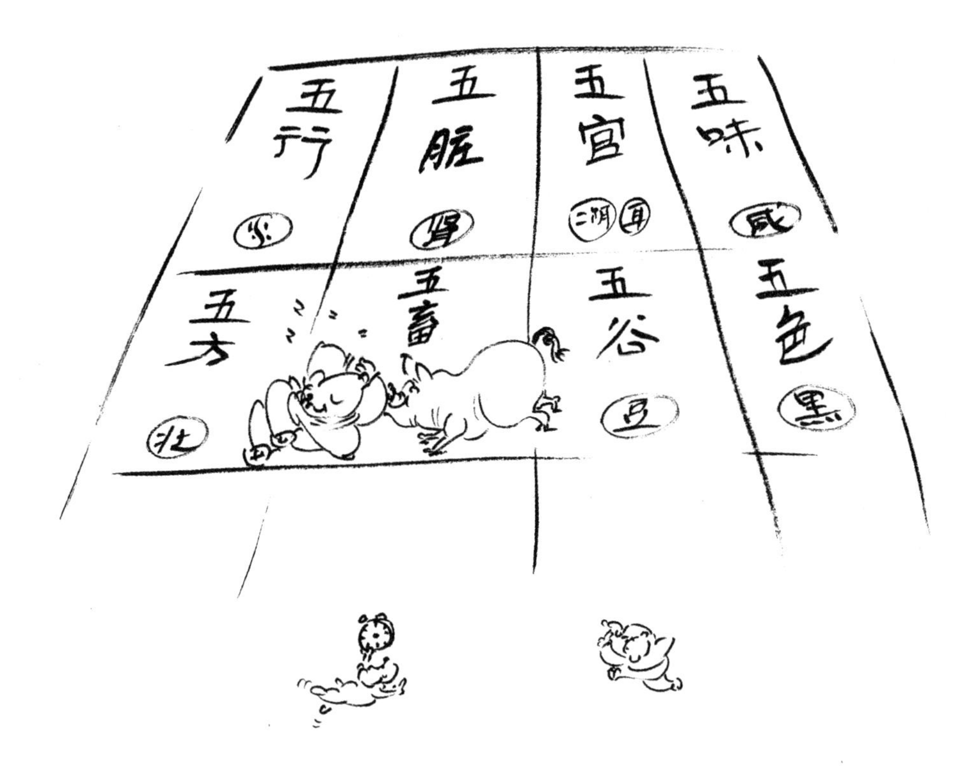

原文

北方黑色 入通于肾 开窍于二阴 藏精于肾 故病在溪 其味咸 其类水 其畜彘 其谷豆

北方黑色，与肾相通；肾开窍于二阴；精气内藏于肾，其病多发生在筋肉连接的小的缝隙或凹陷之处；在五味为咸，与水同类，在五畜为猪，在五谷为豆。

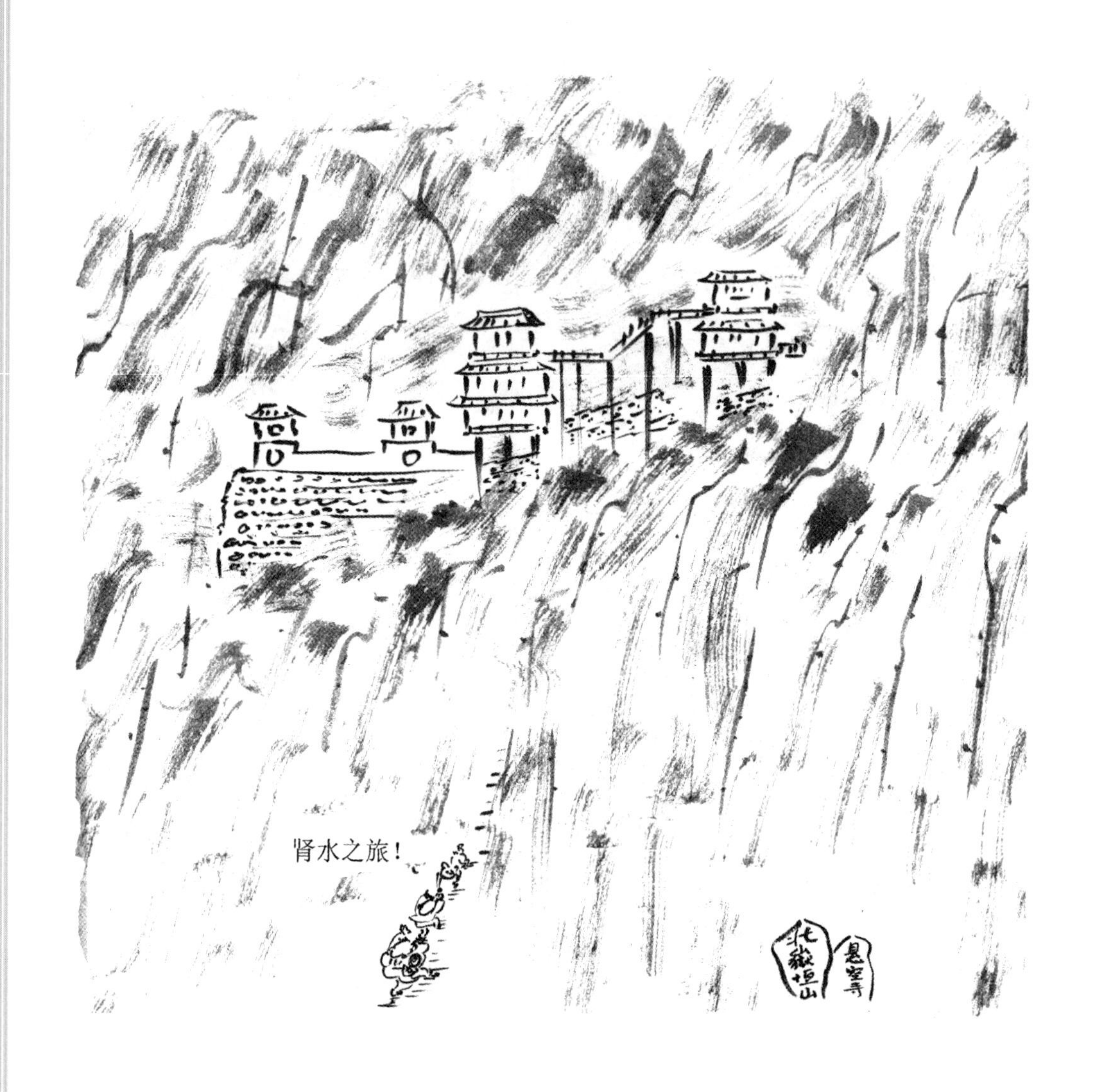

原文

其应四时 上为辰星 是以知病之在骨也 其音羽 其数六 其臭腐

与四时中的冬季相应，在天体为水星；肾病呈现在骨；在五音为羽音，在数为水之成数六，在气味为腐。

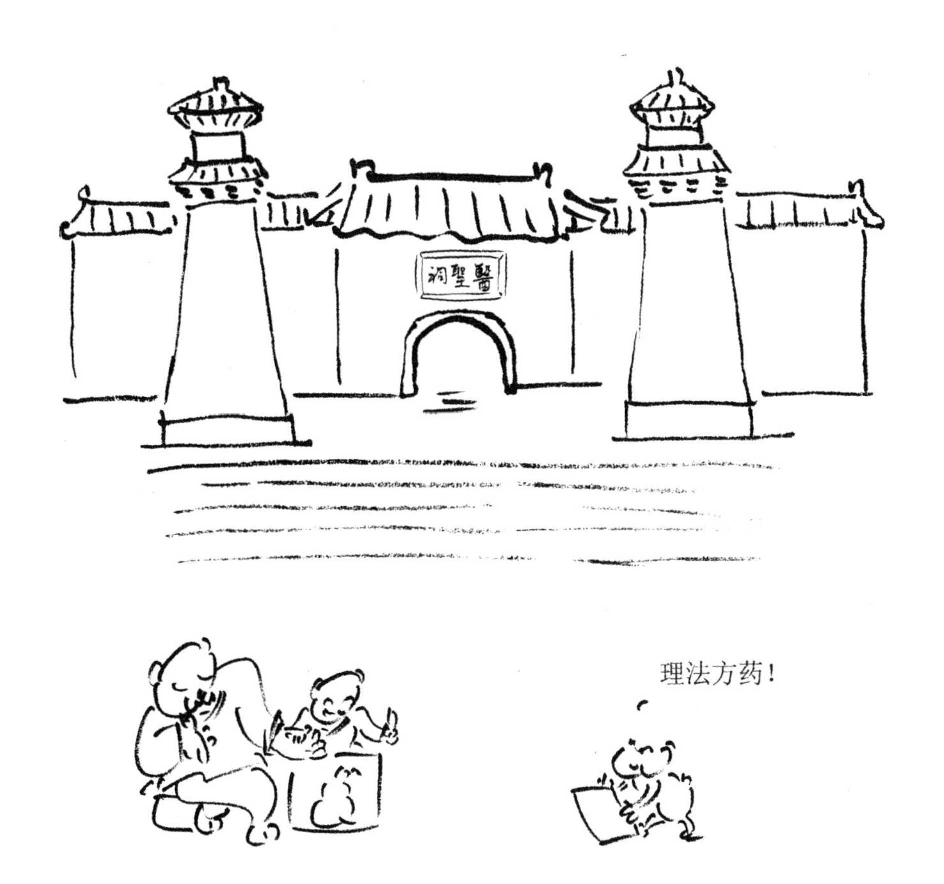

原文

故善为脉者 谨察五脏六腑 一逆一从 阴阳表里雌雄之纪 藏之心意 合心于精

所以善于诊脉的医生，能谨慎细心地审查五脏六腑的变化，了解其顺逆的情况，把握阴阳、表里、雌雄的对应、联系和纲纪，并把这些精深的学问牢记在心。

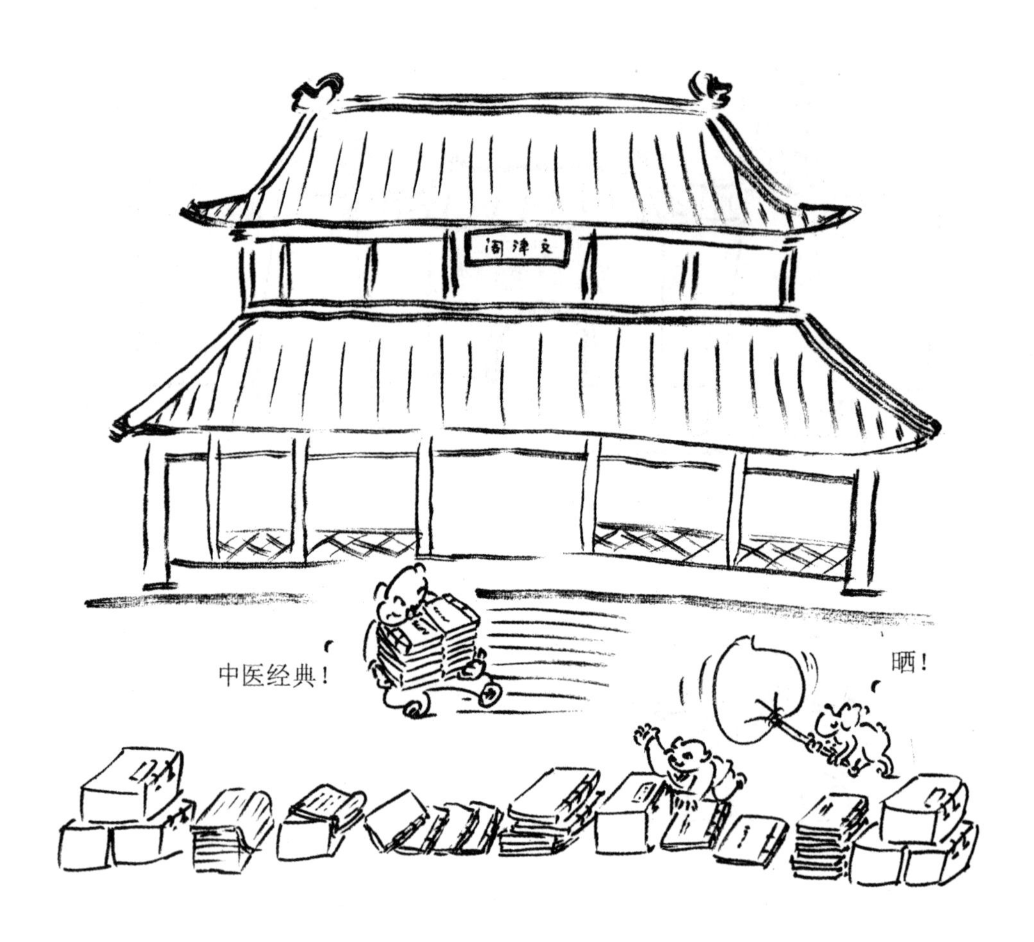

原文

非其人勿教 非其真勿授 是谓得道

这些精深的学问至臻至宝，学习的人要真心学，并适合学习，教授的人要真心教，并有真才实学，方是传承学问的大道。

阴阳应象大论(节选)

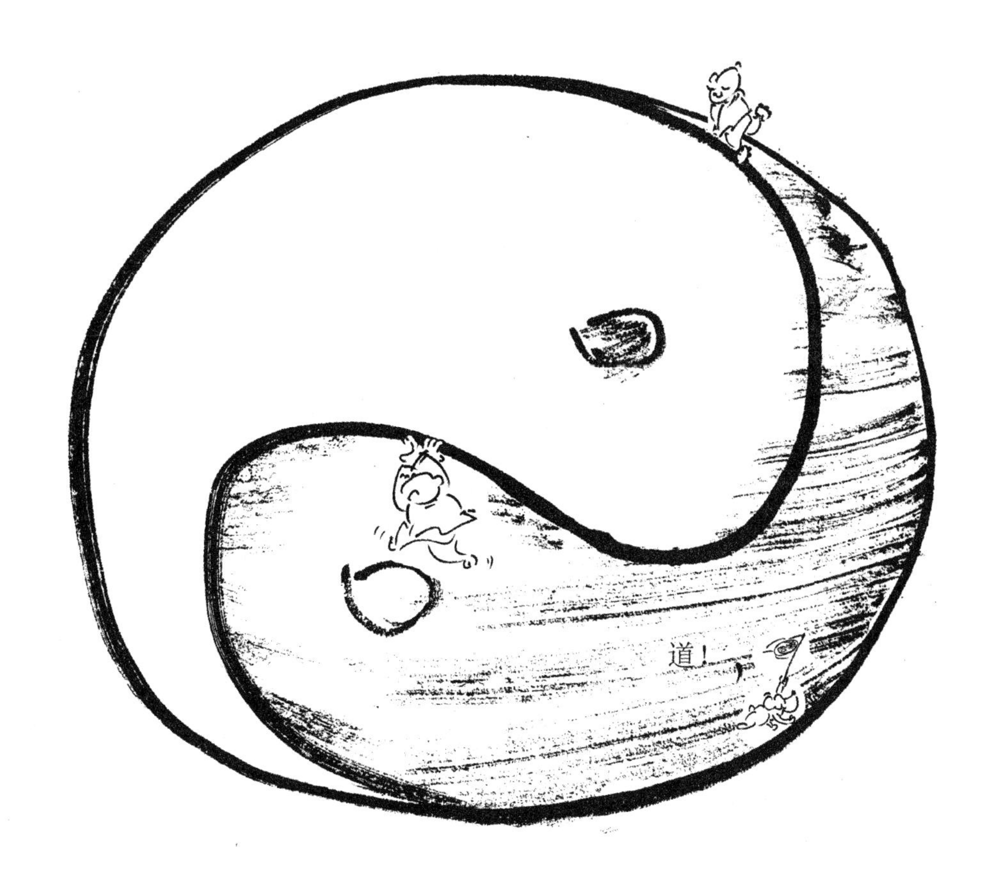

原文

黄帝曰 阴阳者 天地之道也 万物之纲纪 变化之父母 生杀之本始 神明之府也

黄帝道：阴阳是自然界的法则和规律，是一切事物发展变化的纲纪，是事物变化的根源，是生长、消亡的根本，是自然万物运动变化的内在动力。

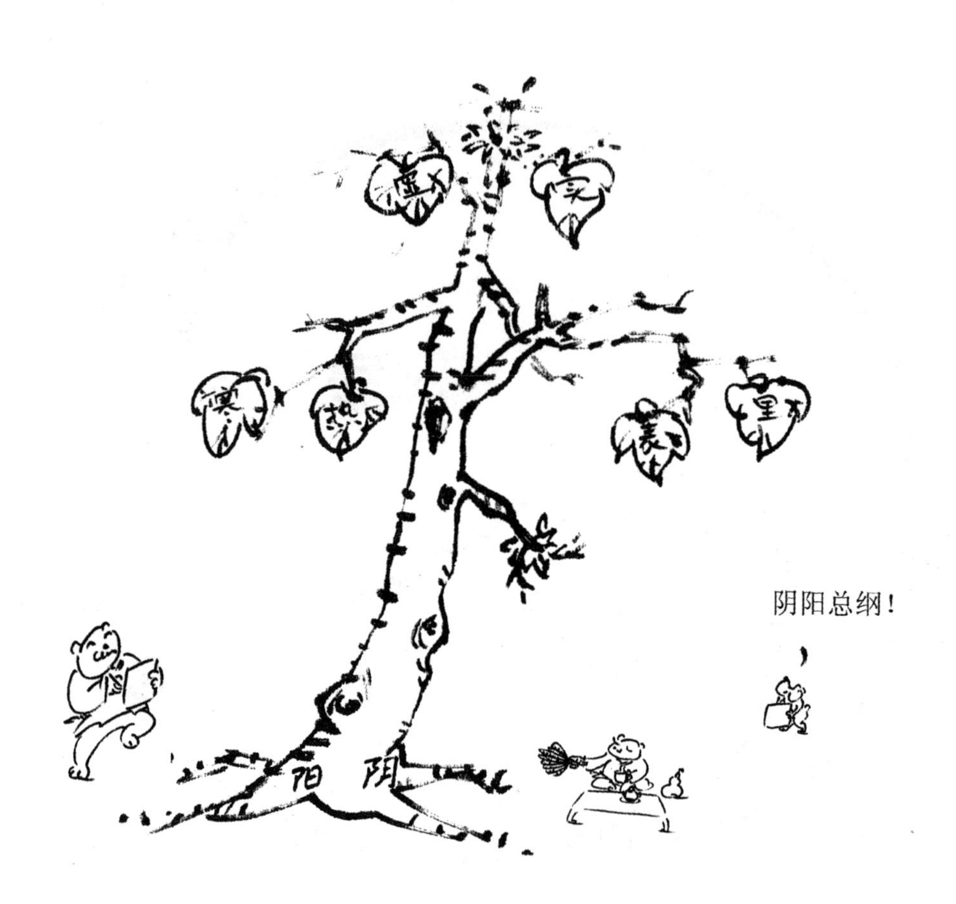

原文

治病必求于本

人体疾病的形成是由于阴阳的失调，而治病的关键是协调阴阳，所以治病必须以阴阳为根本去进行诊断和治疗。

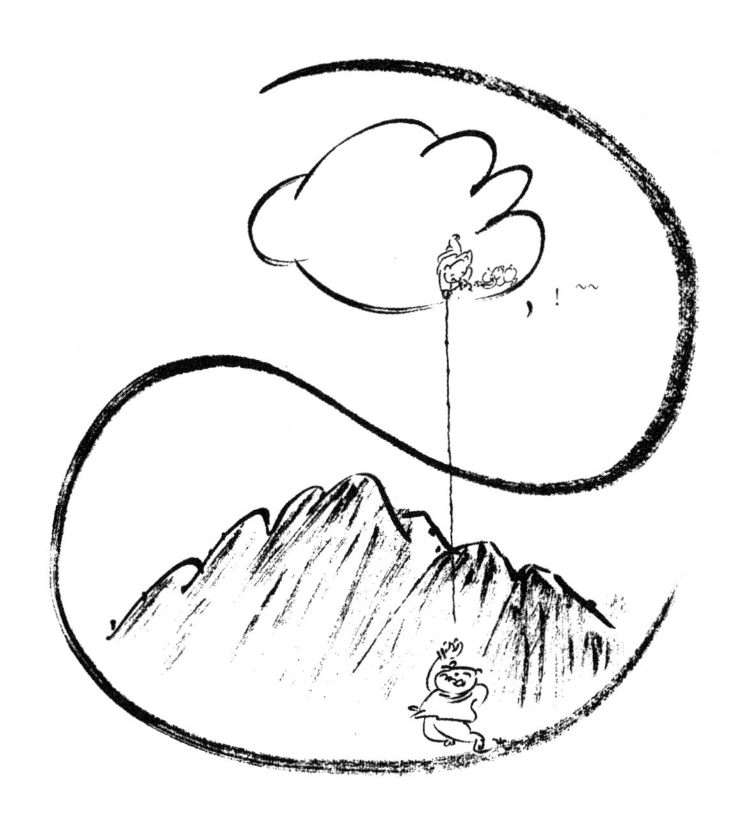

原文

故积阳为天 积阴为地

拿自然界来说，轻清的物质向上升腾，积聚为天；重浊的物质向下沉降，凝聚为地。

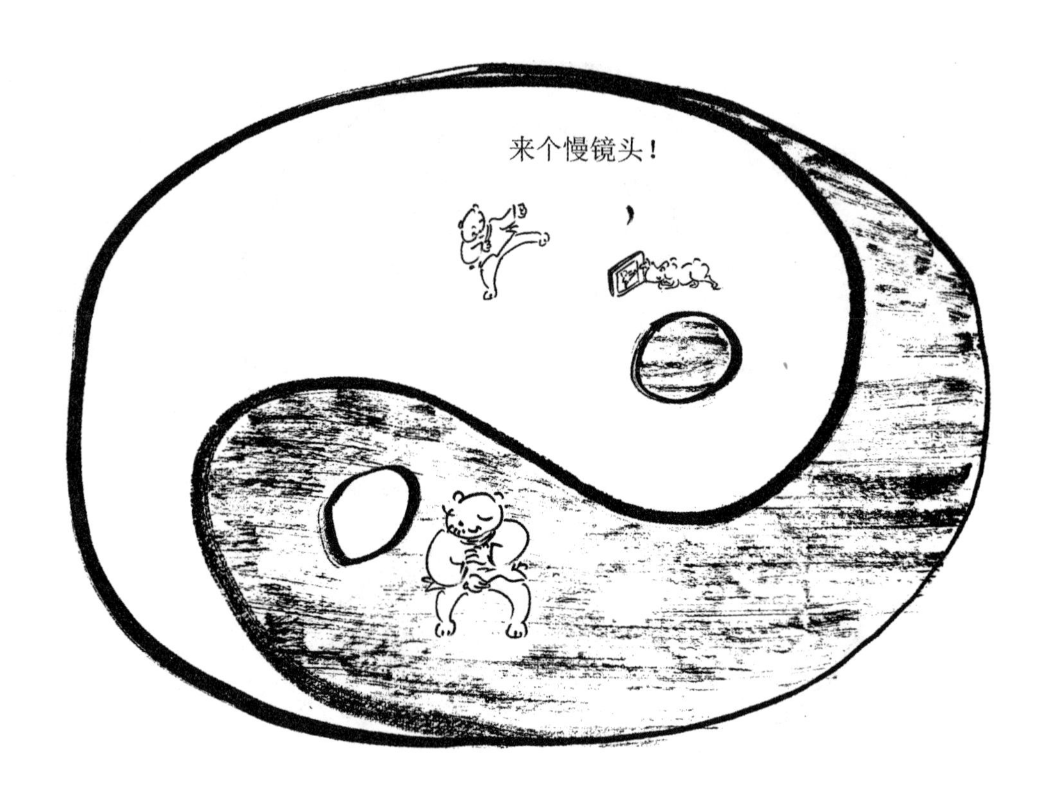

原文

阴静阳躁

阴属性安静，阳属性躁动。

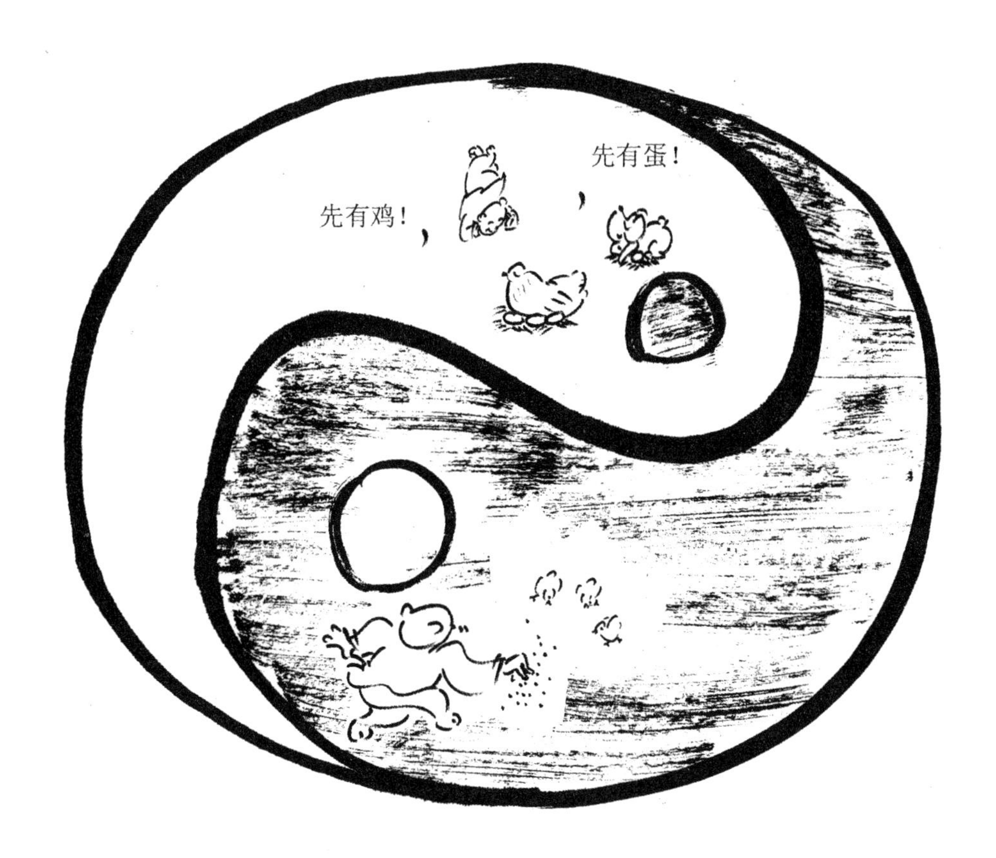

原文

阳生阴长 阳杀阴藏

阴阳主万物的生长，又主万物的杀藏。阴阳两个方面协调统一，相辅为用。

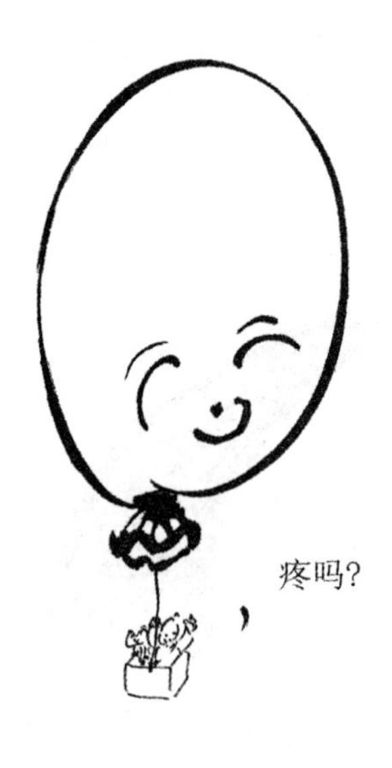

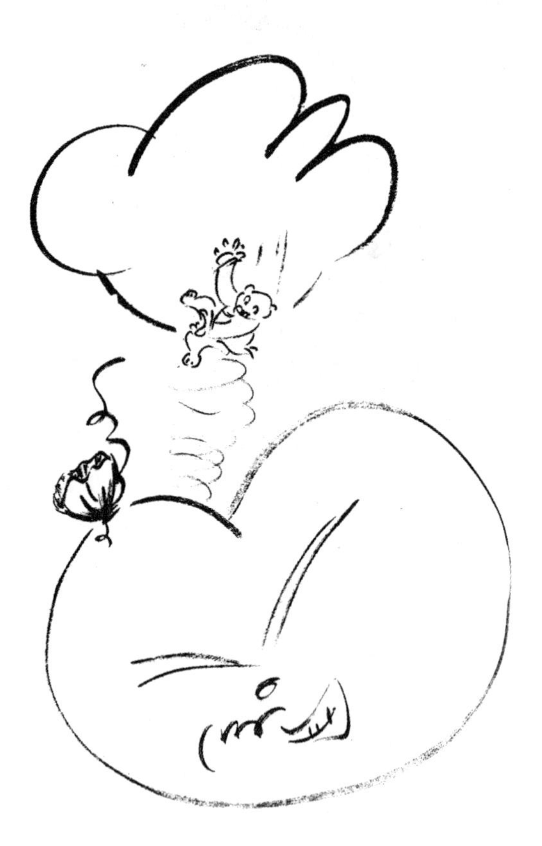

原文

阳化气 阴成形

阳气温煦，推动人体的功能；阴气柔静，生成人体的形质。

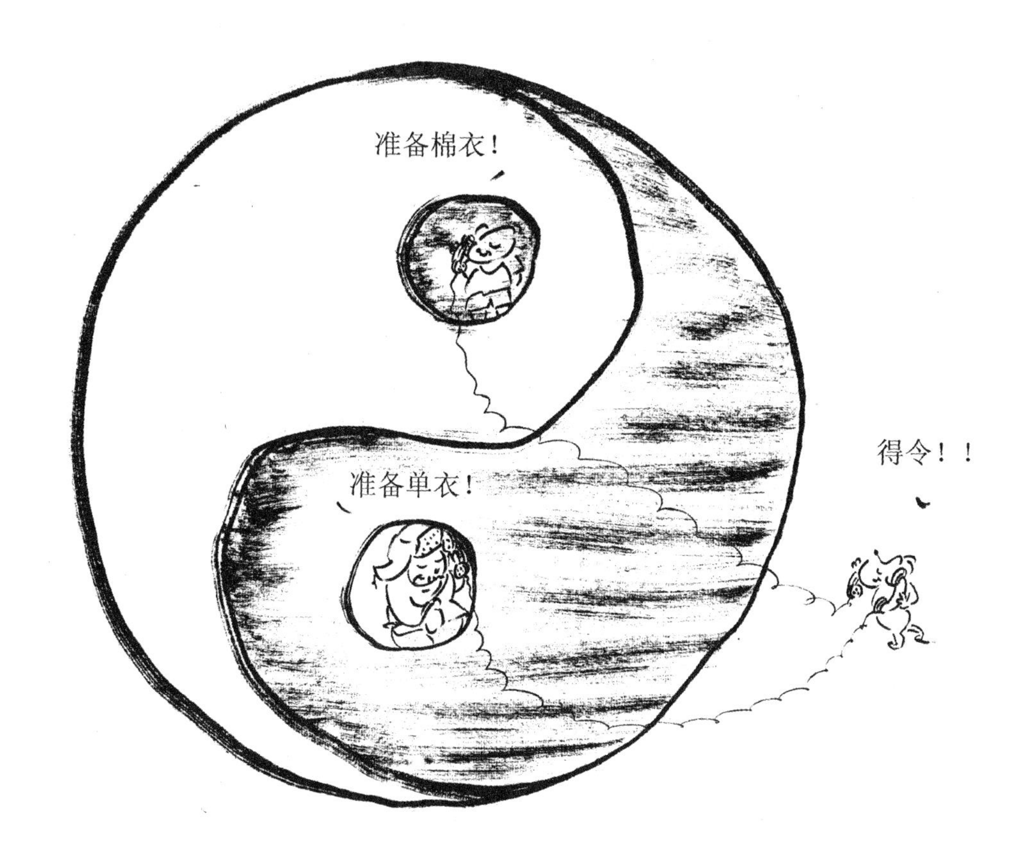

原文

寒极生热 热极生寒

寒极生热，阴变阳；热极生寒，阳变阴。

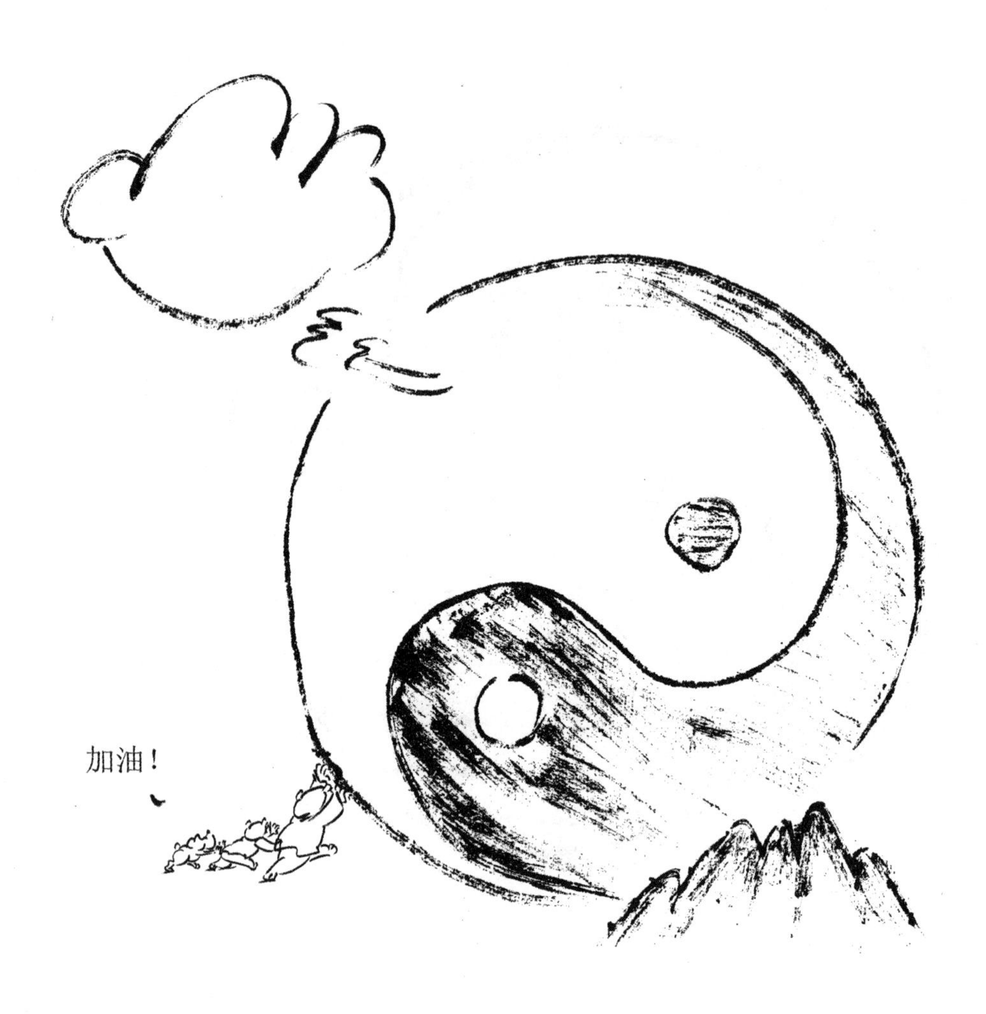

原文

寒气生浊 热气生清

寒气的凝固作用生成浊阴，热气的升腾作用产生清阳。

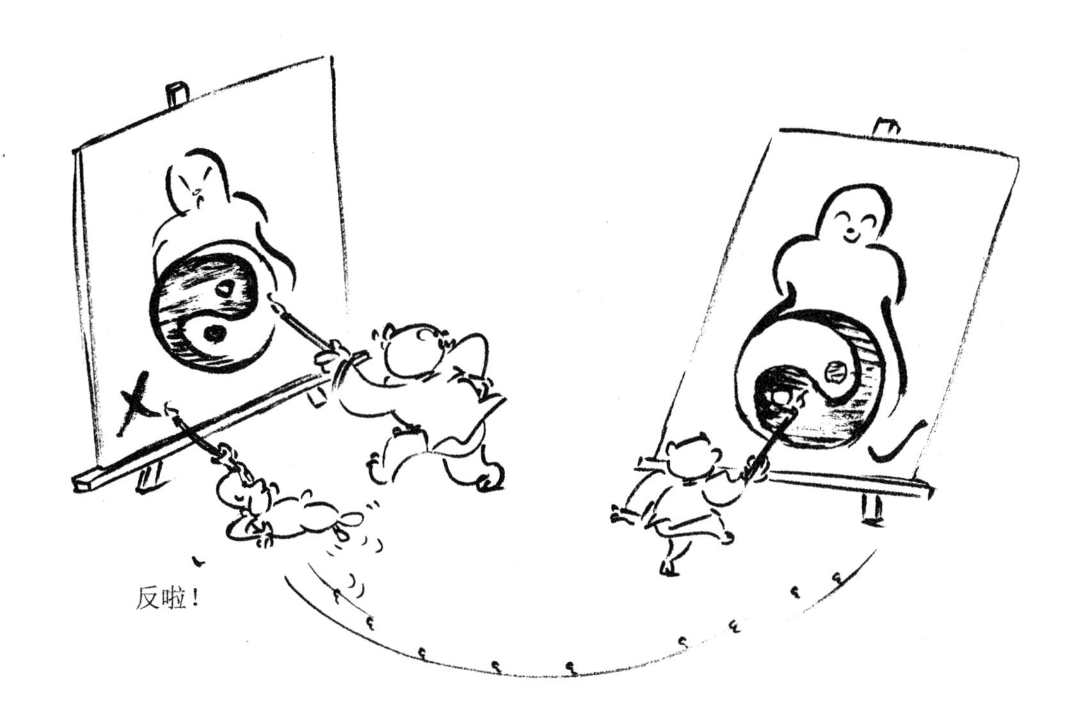

原文

清气在下 则生飧泄 浊气在上 则生䐜胀 此阴阳反作 病之逆从也

人体清阳之气居下而不升，就会大便泻下不消化的食物；浊阴之气居上而不降，就会胸膈胀满。这就是阴阳升降反常，导致人体机能逆乱而生病。

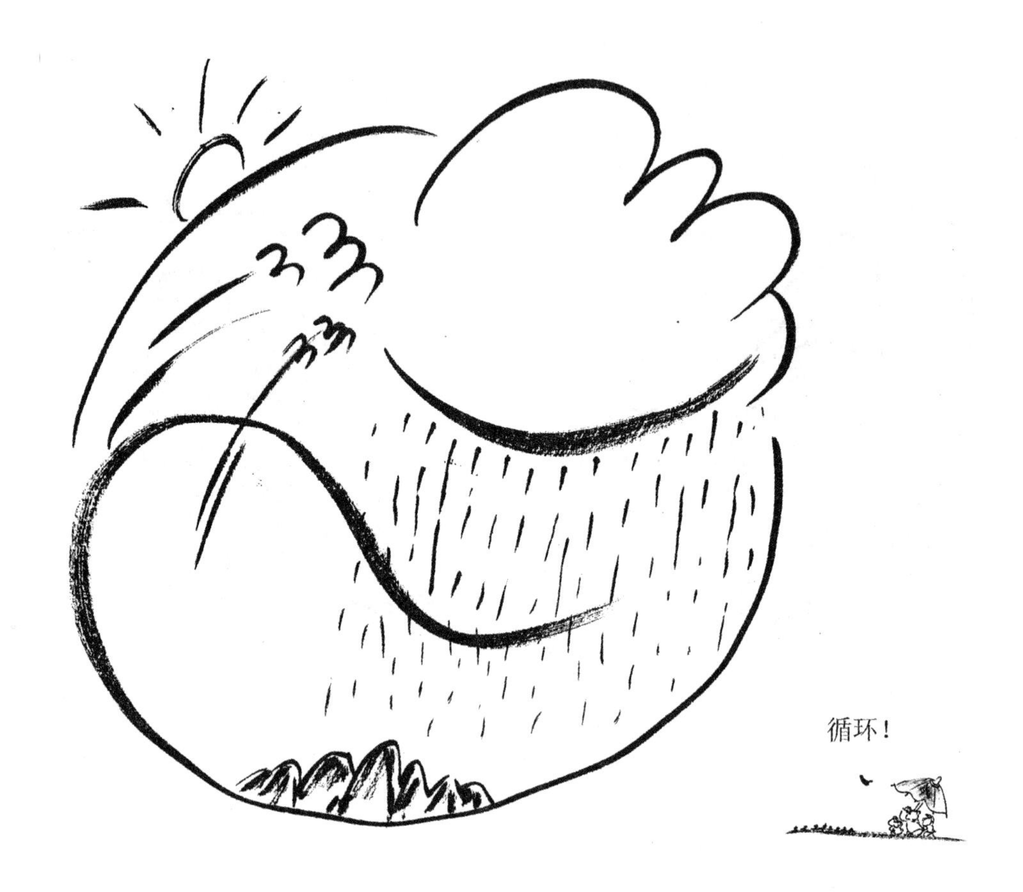

原文

故清阳为天 浊阴为地 地气上为云 天气下为雨 雨出地气 云出天气

大自然的清阳之气上升为天，浊阴之气下降为地。地气受阳热的蒸腾上升为云，云变为天气，天气受寒凝下降为雨，雨生成地气。

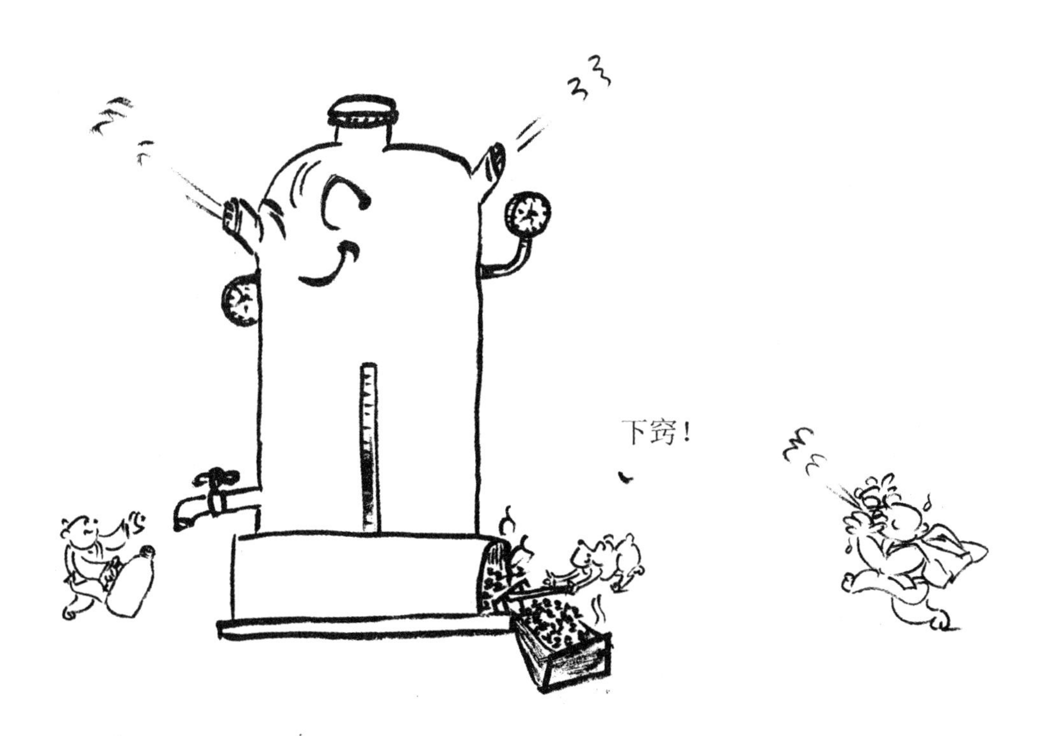

原文

故清阳出上窍 浊阴出下窍

人体的生理也是这样，清阳属性的精微物质散布于目、口、鼻、耳，浊阴属性的食物糟粕和废浊水液由前后二阴排出。

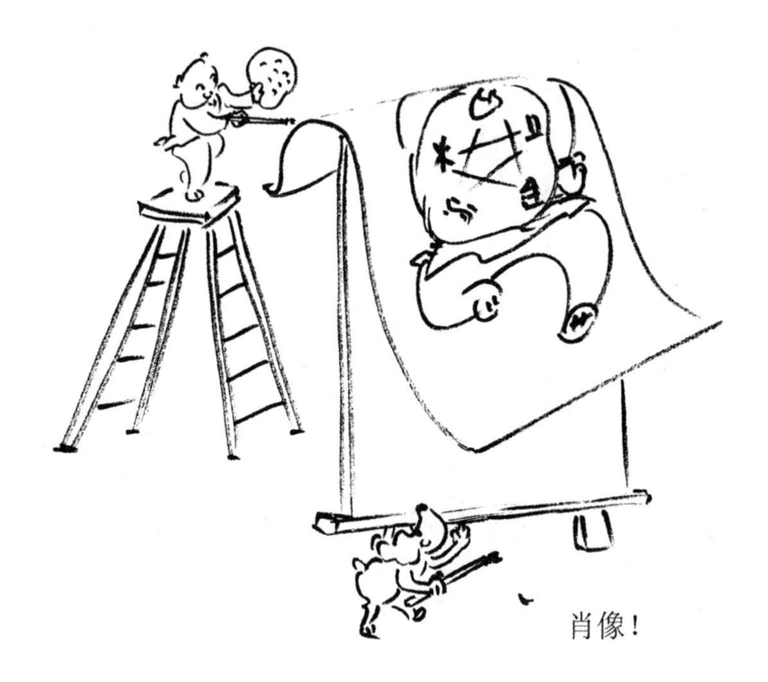

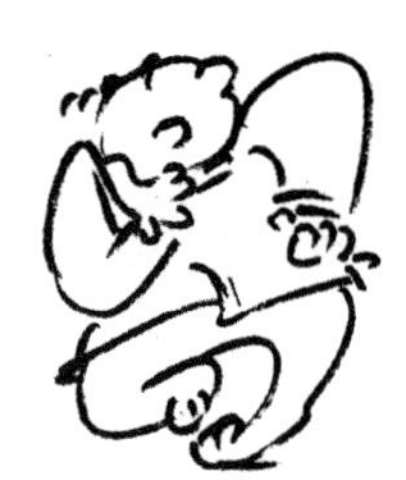

原文

清阳发腠理 浊阴走五脏

人体清阳属性的卫气外发腠理，浊阴属性的精血津液内走五脏。

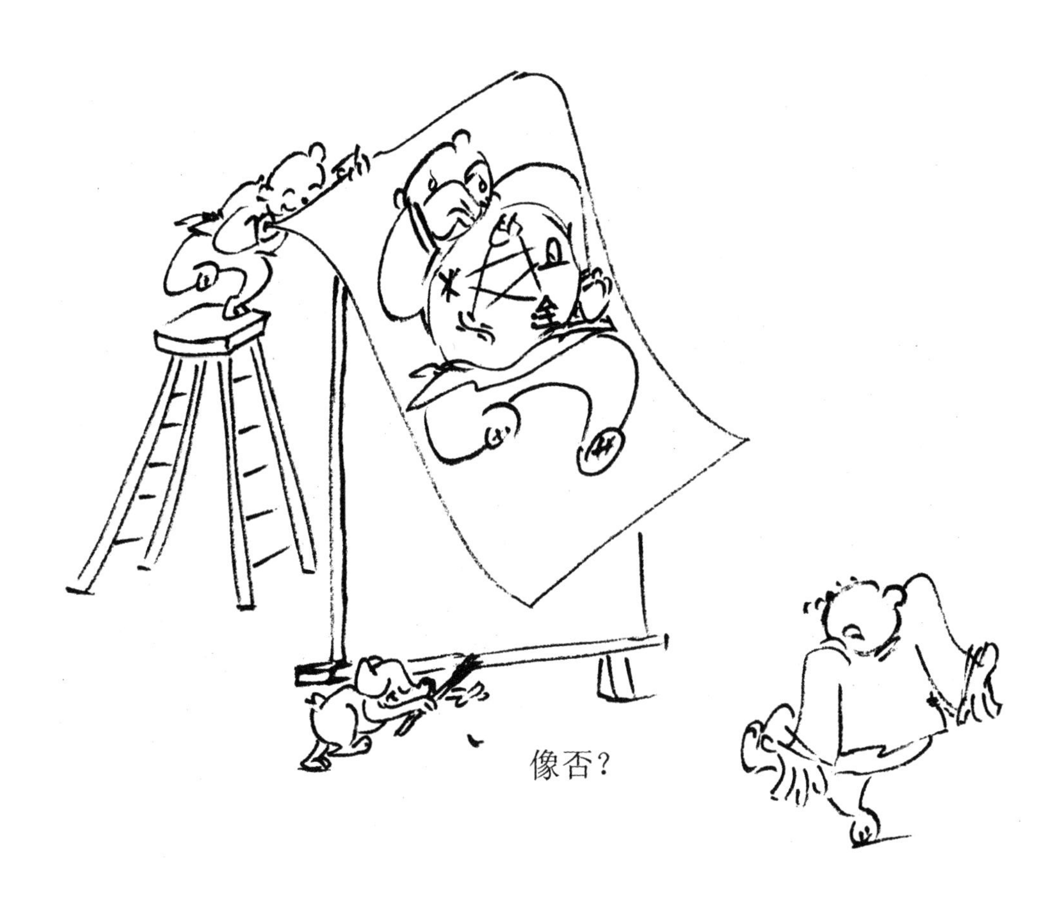

原文

清阳实四肢 浊阴归六腑

由饮食物化生的水谷精微充实四肢，其代谢后的糟粕和水液纳归六腑。

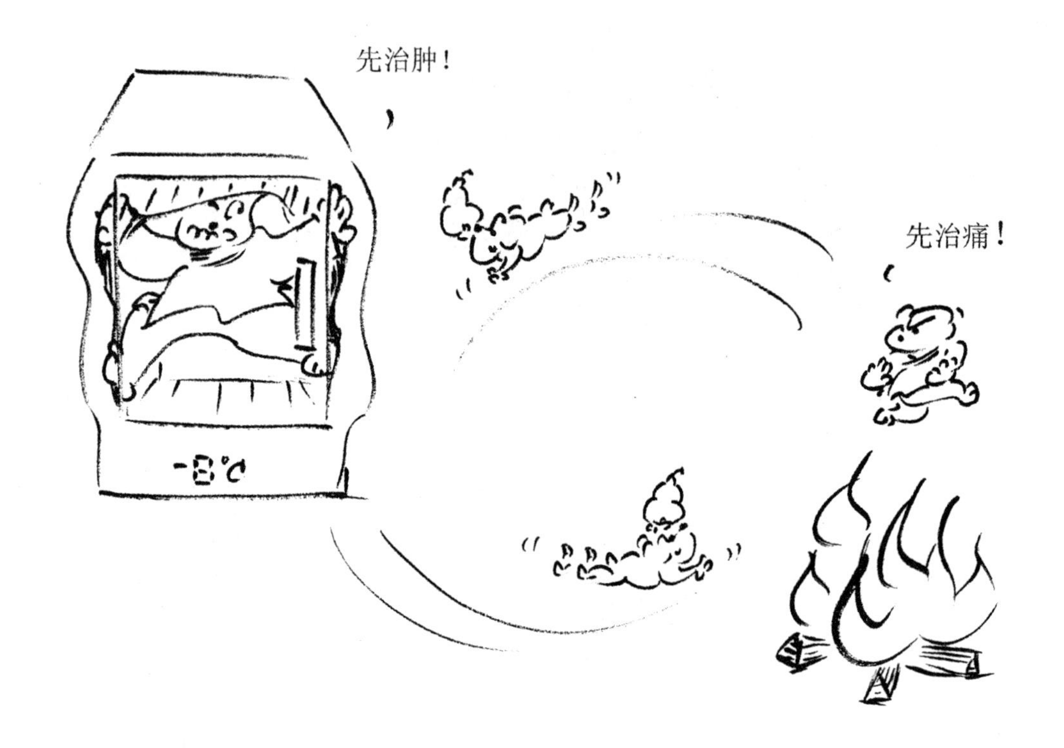

原文

寒伤形 热伤气 气伤痛 形伤肿

寒邪伤人形体，热邪伤人气分。气伤则气机阻滞不通，不通则痛；形伤则营血郁遏，壅滞为肿。

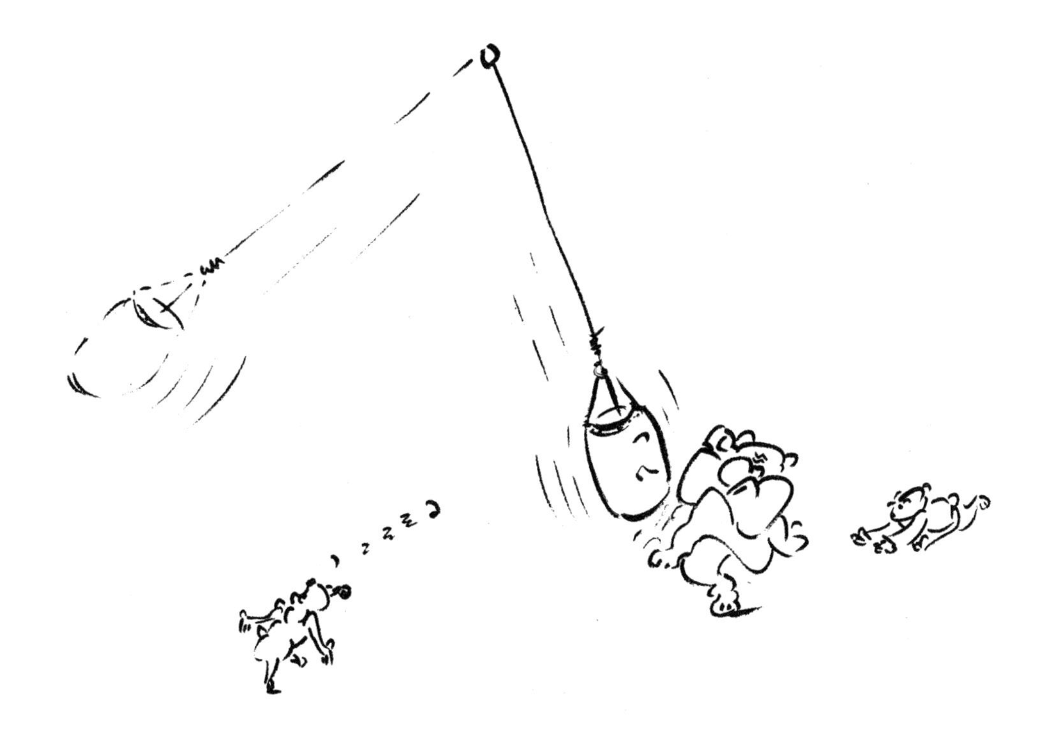

原文

故先痛而后肿者 气伤形也

因此，先痛而后肿，是气先受伤而影响形体。

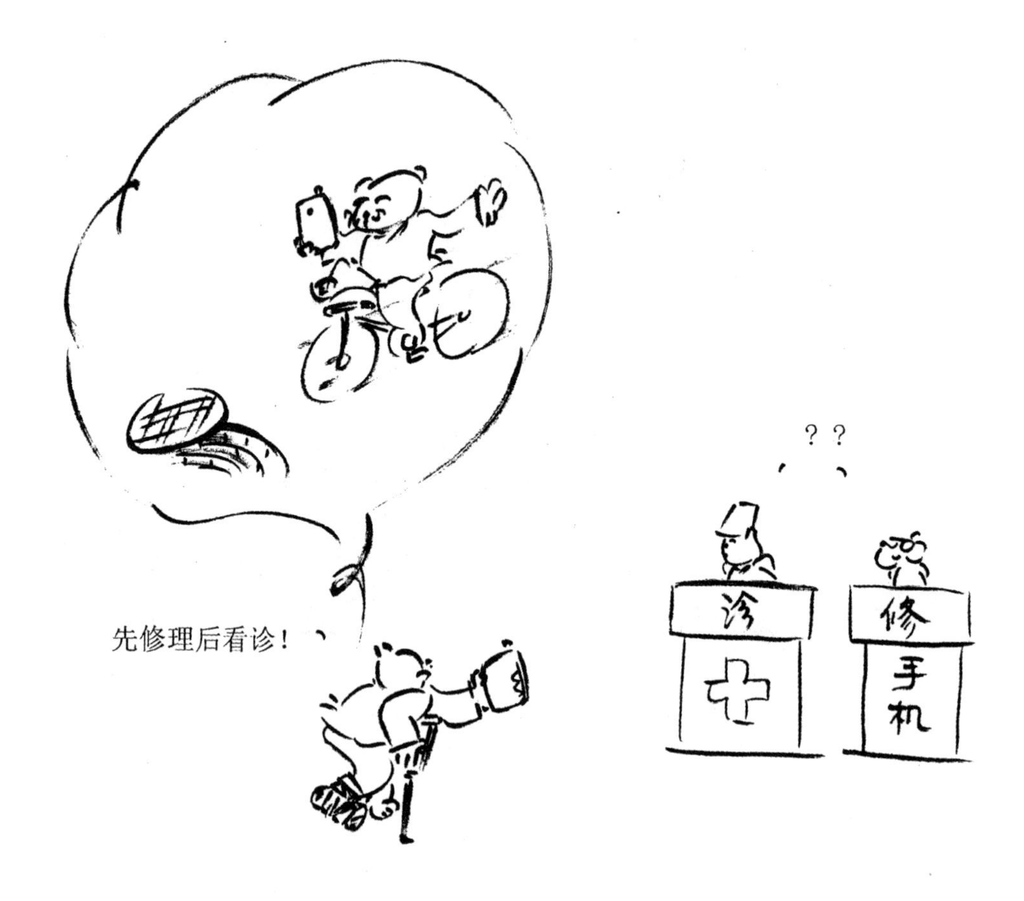

原文

先肿而后痛者 形伤气也

先肿而后痛，是形先受伤而影响气机。

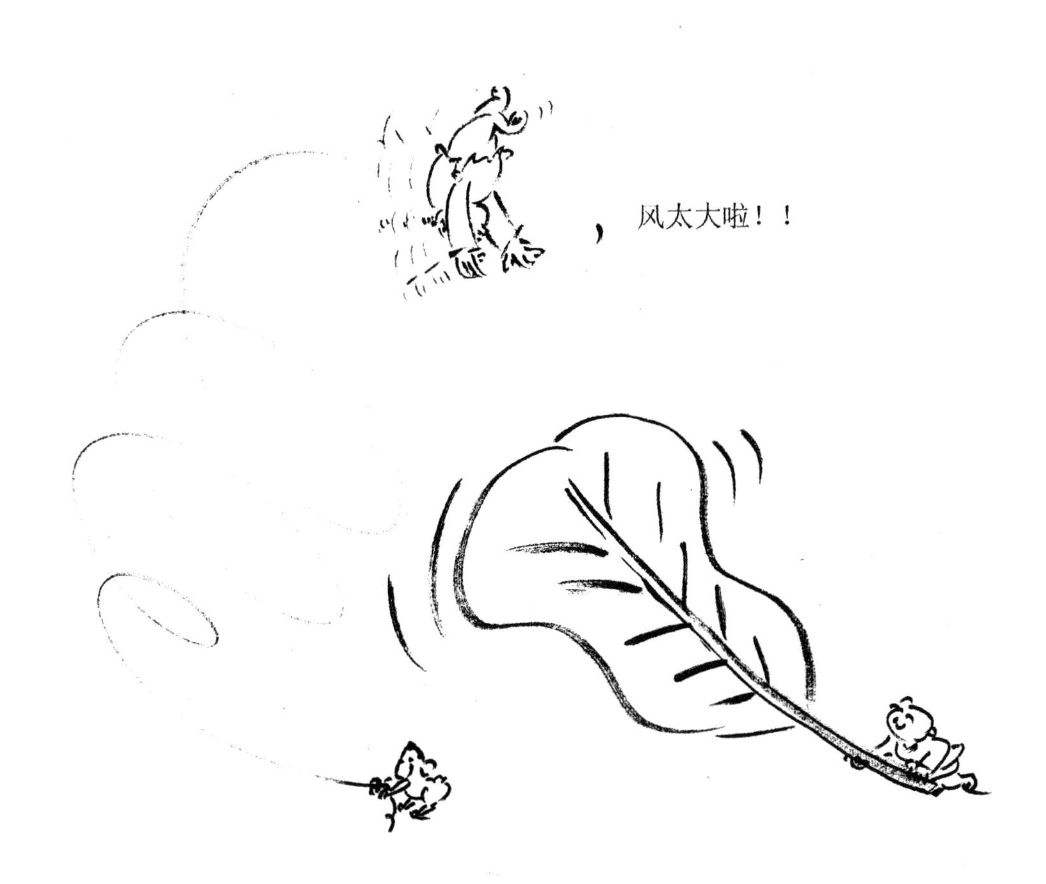

原文

风胜则动

风邪太过，使肢体振掉动摇或头目眩晕。

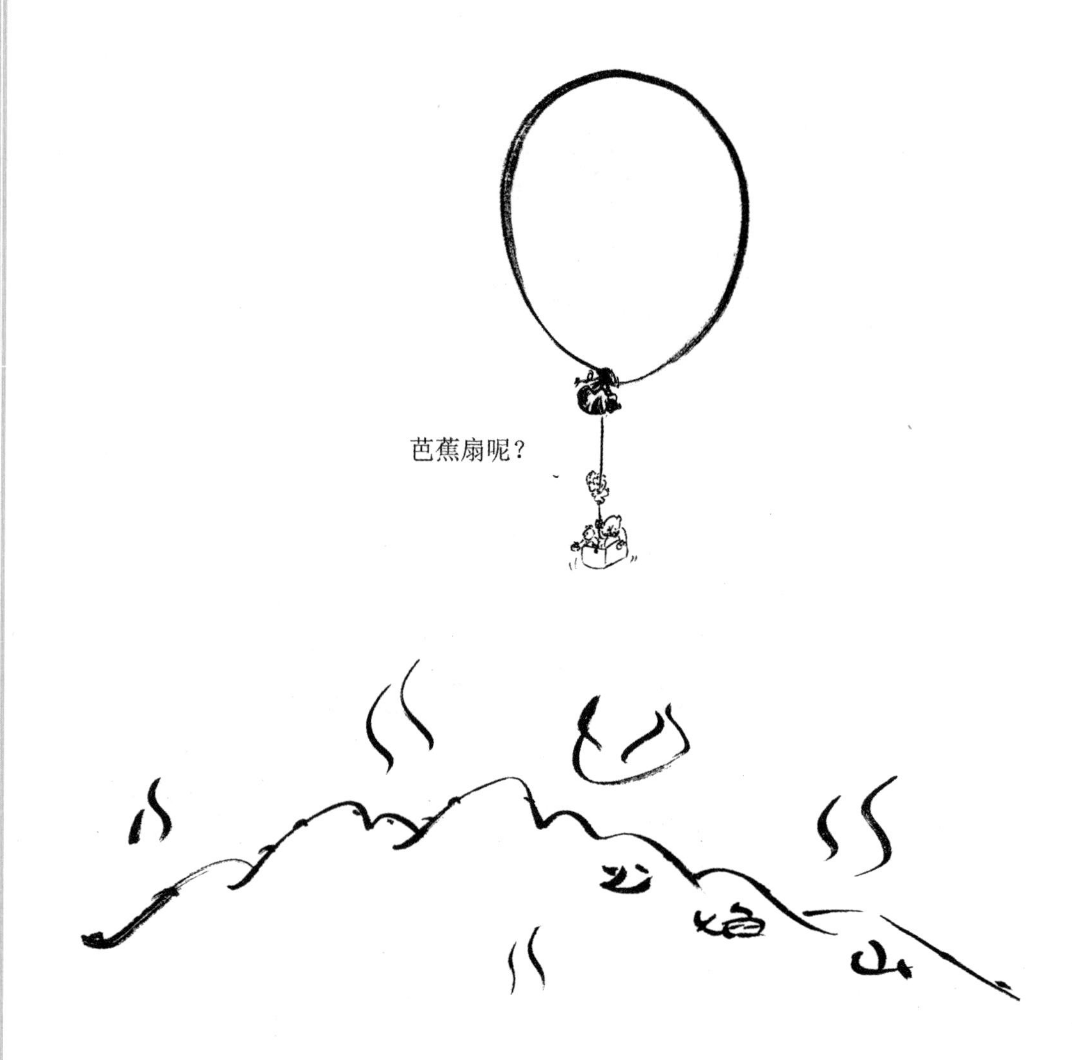

原文

火胜则肿

火热内郁，营气壅滞肉理，聚为痈疡红肿。

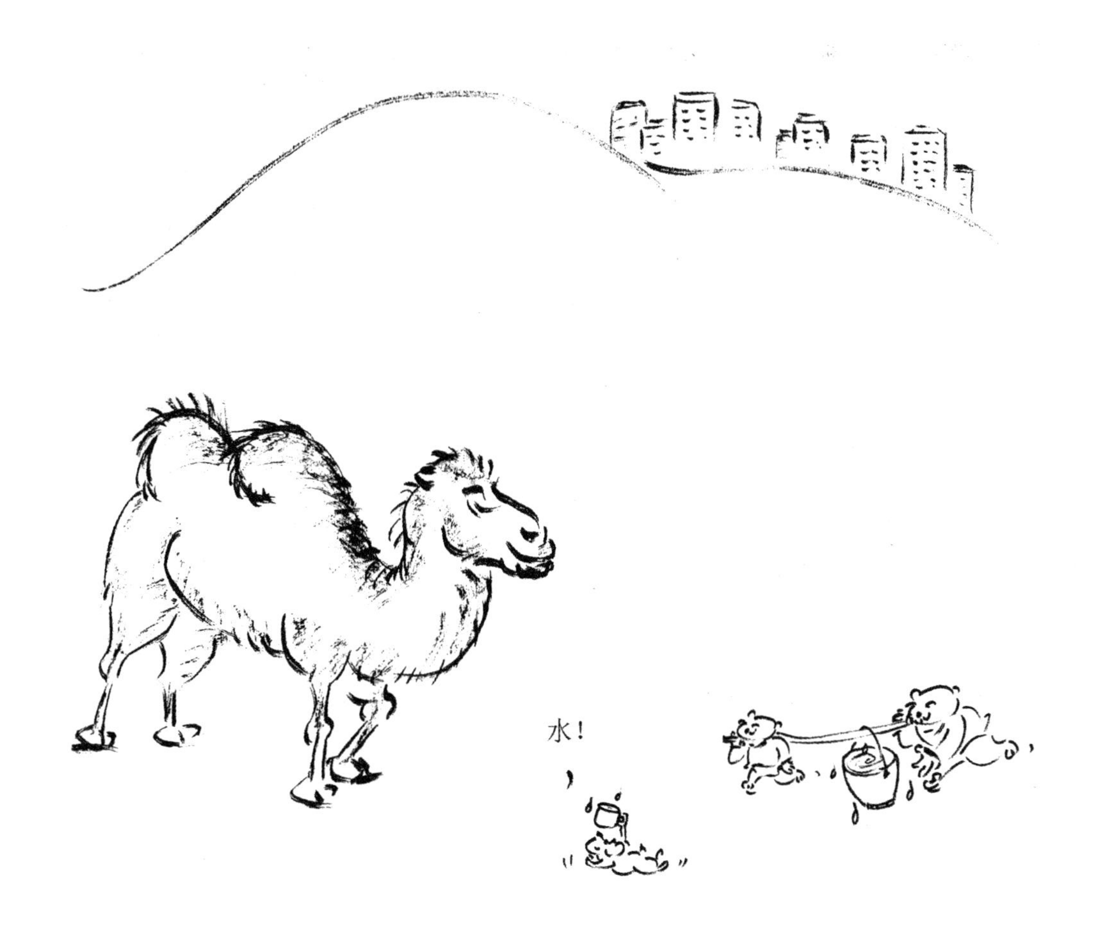

原文

燥盛则干

燥邪外侵，过度损耗水分，使津液化生无源而干涸。

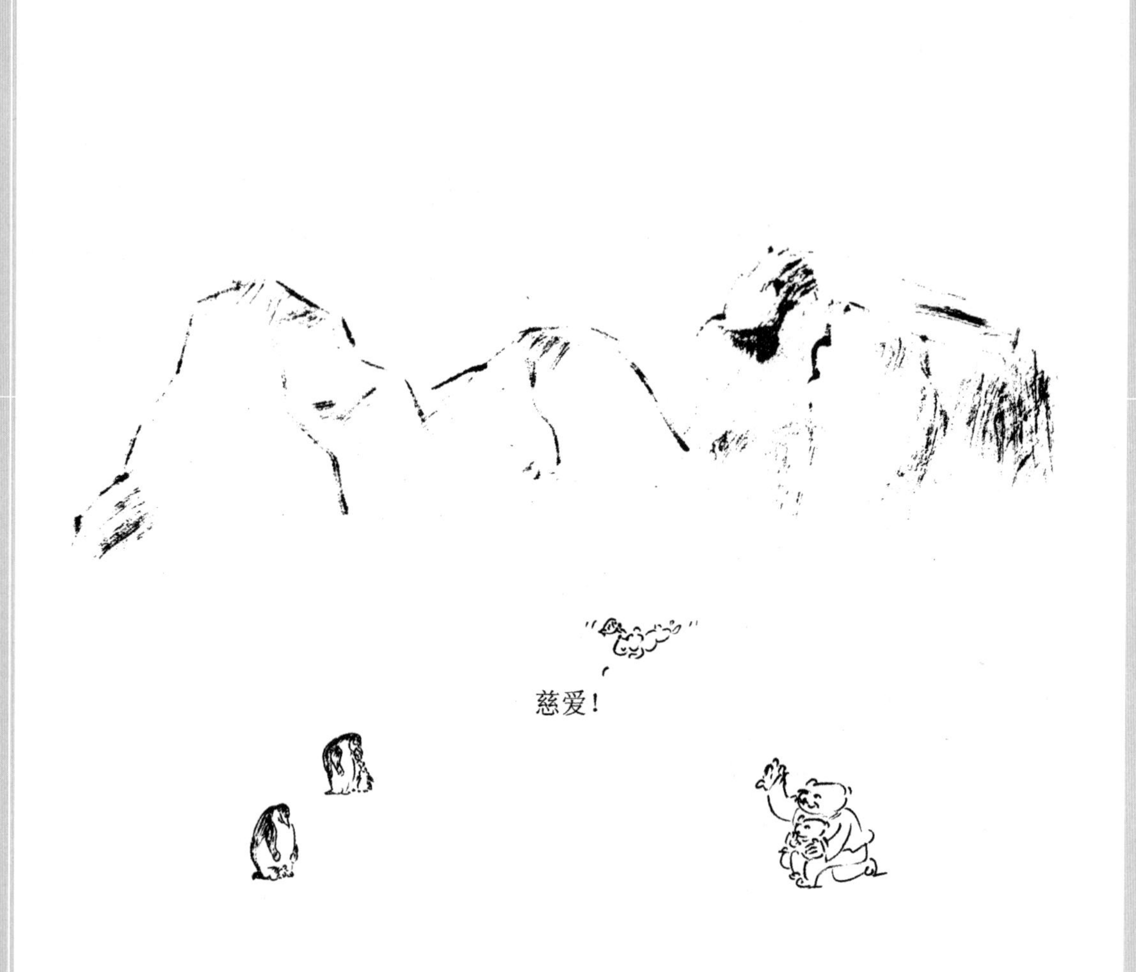

原文

寒胜则浮

寒为阴邪，易伤阳气，阳气不行，聚水成为浮肿。

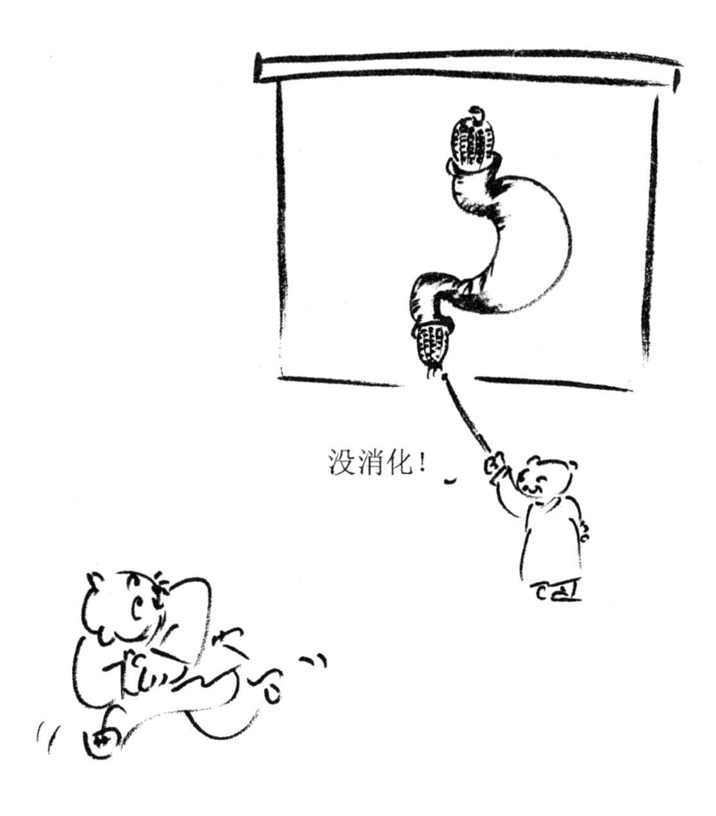

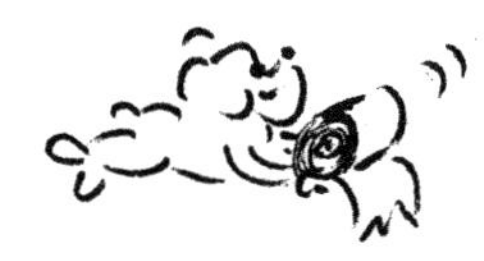

原文

湿胜则濡泻

腴被湿困，不能运化水谷，故泄泻稀溏。

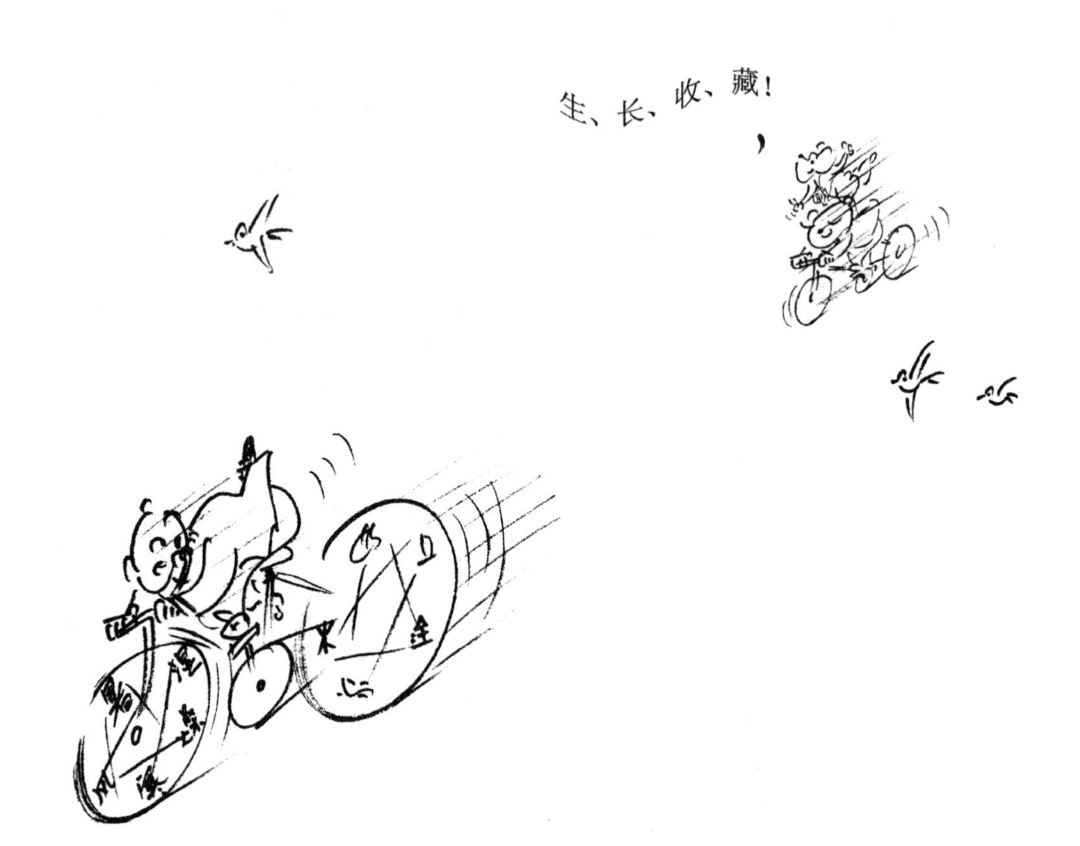

原文

天有四时五行 以生长收藏 以生寒暑燥湿风

大自然春、夏、秋、冬四时交替，木、火、土、金、水五行生克，孕育生、长、收、藏规律，形成风、暑、湿、燥、寒气候变化。

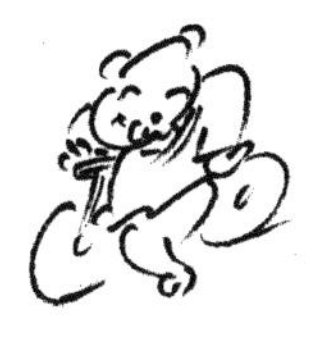

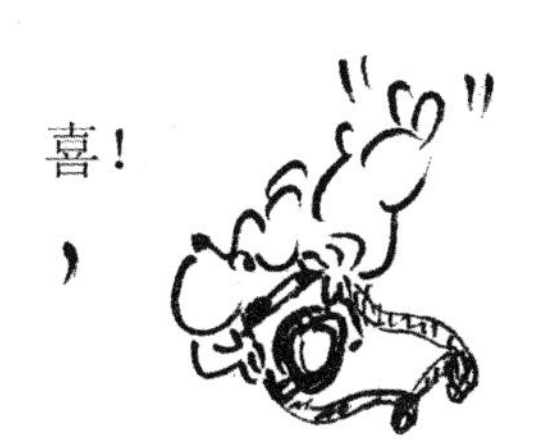

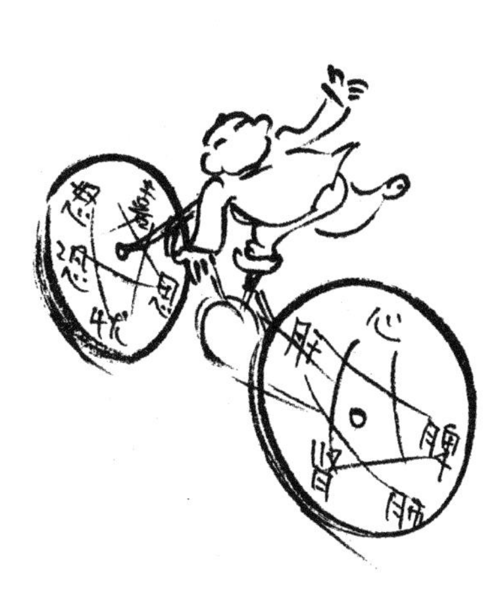

原文

人有五脏化五气，以生喜怒悲忧恐。

人有肝、心、脾、肺、肾五脏，五脏化生五气，产生喜、怒、悲、忧、恐等情志活动。

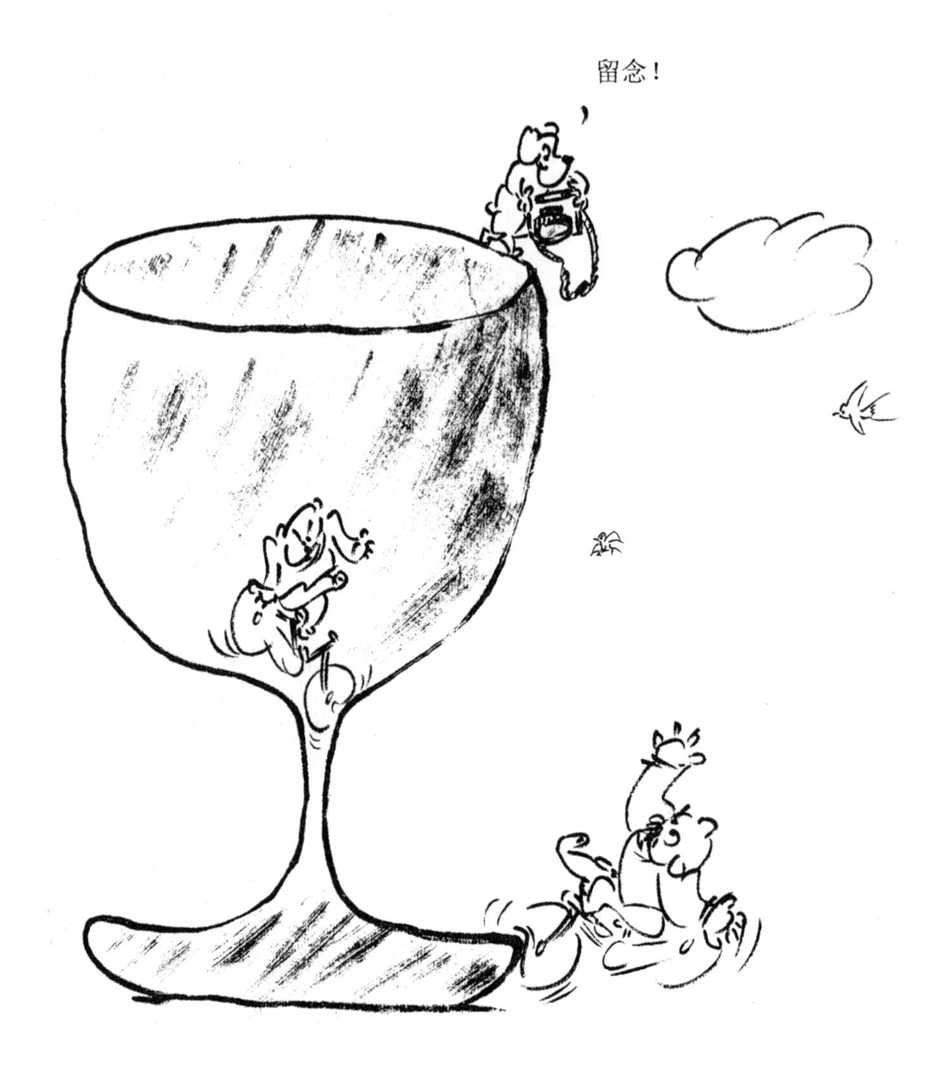

原文

故喜怒伤气 寒暑伤形

喜怒太过，内伤五脏气机；寒暑伤人，首先侵犯形体肌表。

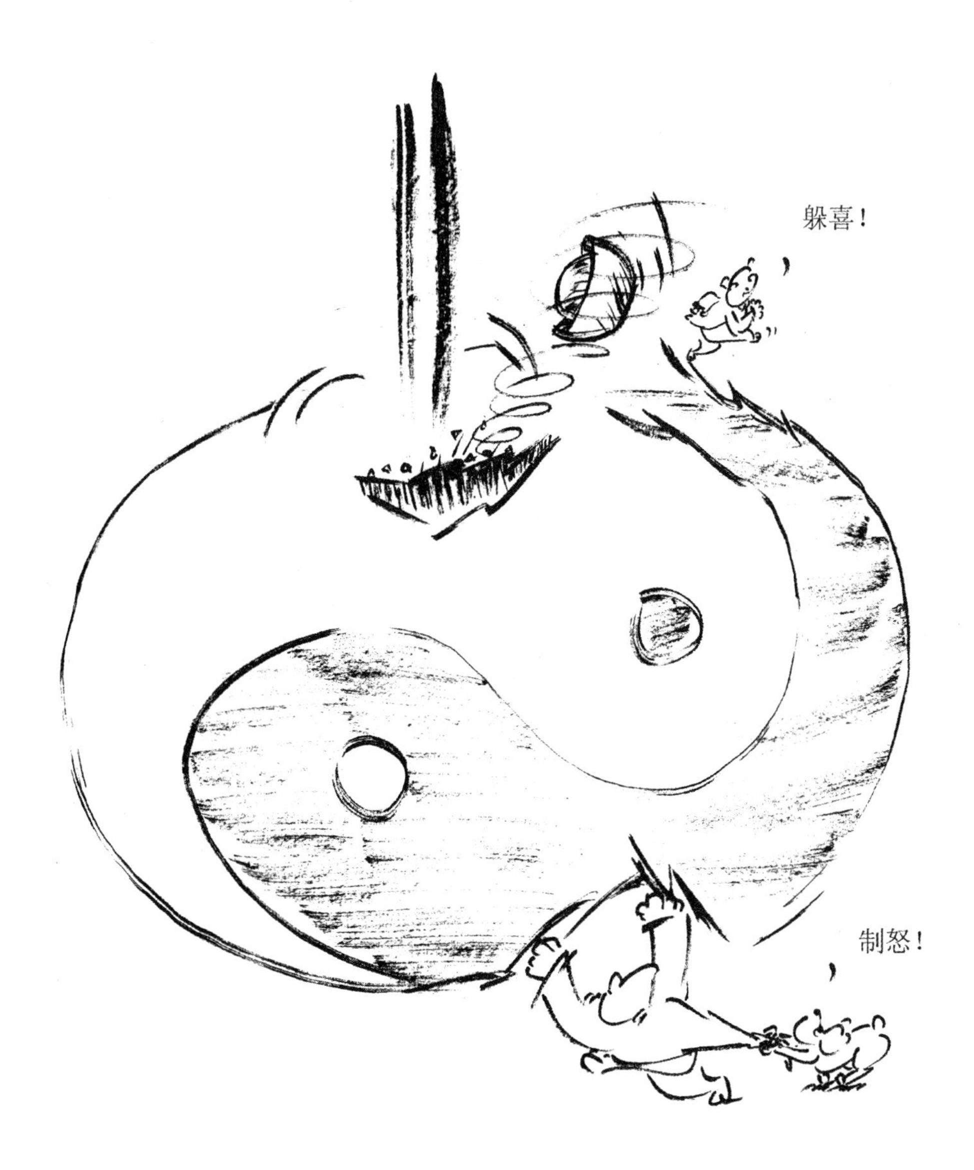

原文

暴怒伤阴 暴喜伤阳

暴怒则肝气横逆而血乱，故伤阴；暴喜则心气弛缓而神逸，故伤阳。

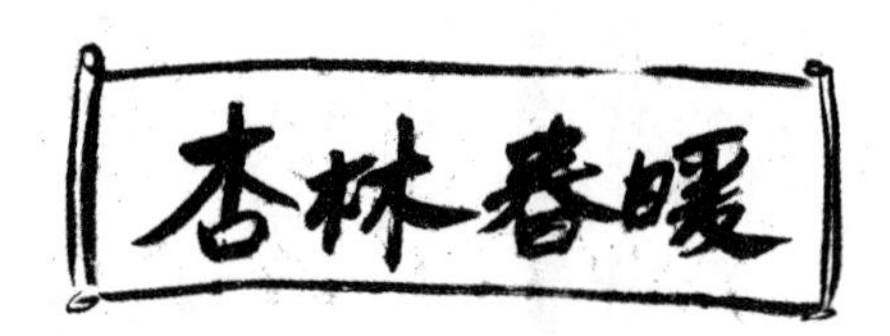

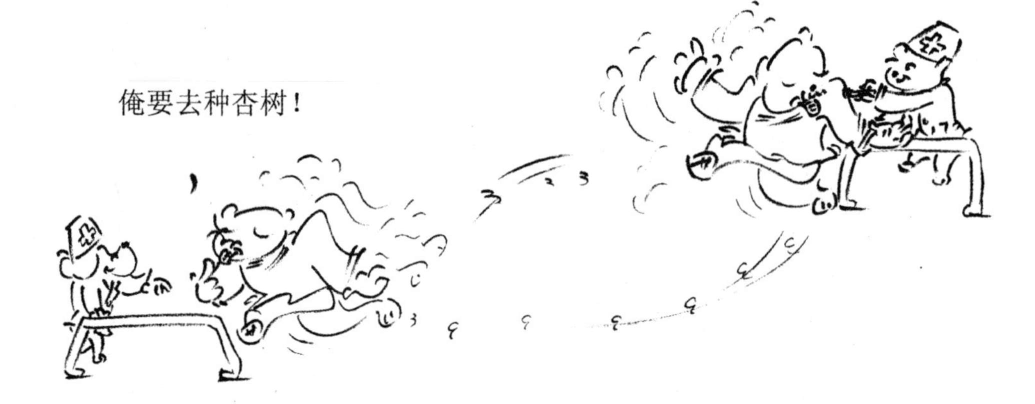

原文

厥气上行 满脉去形

逆行之气上行，满于经脉，神气耗散。

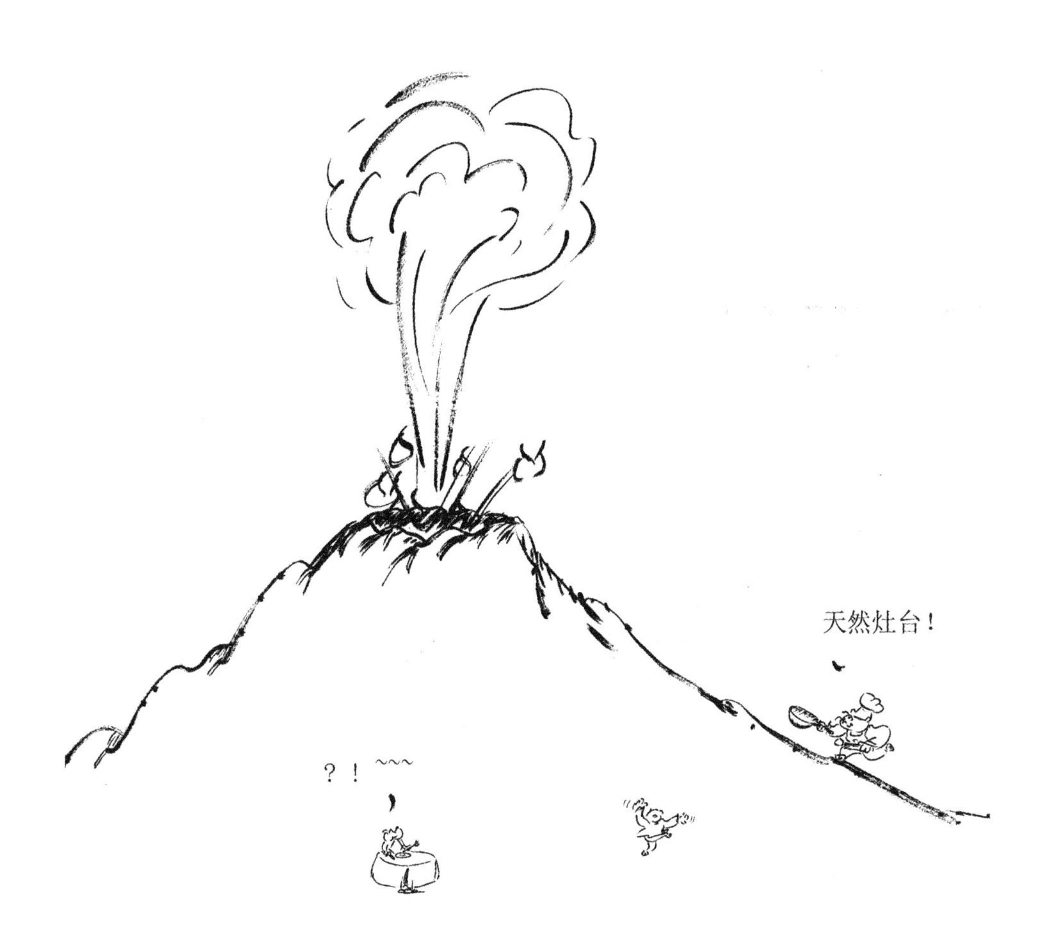

原文

喜怒不节 寒暑过度 生乃不固

喜怒不加以节制，寒暑不善于调适，就会有伤害生命的危险。

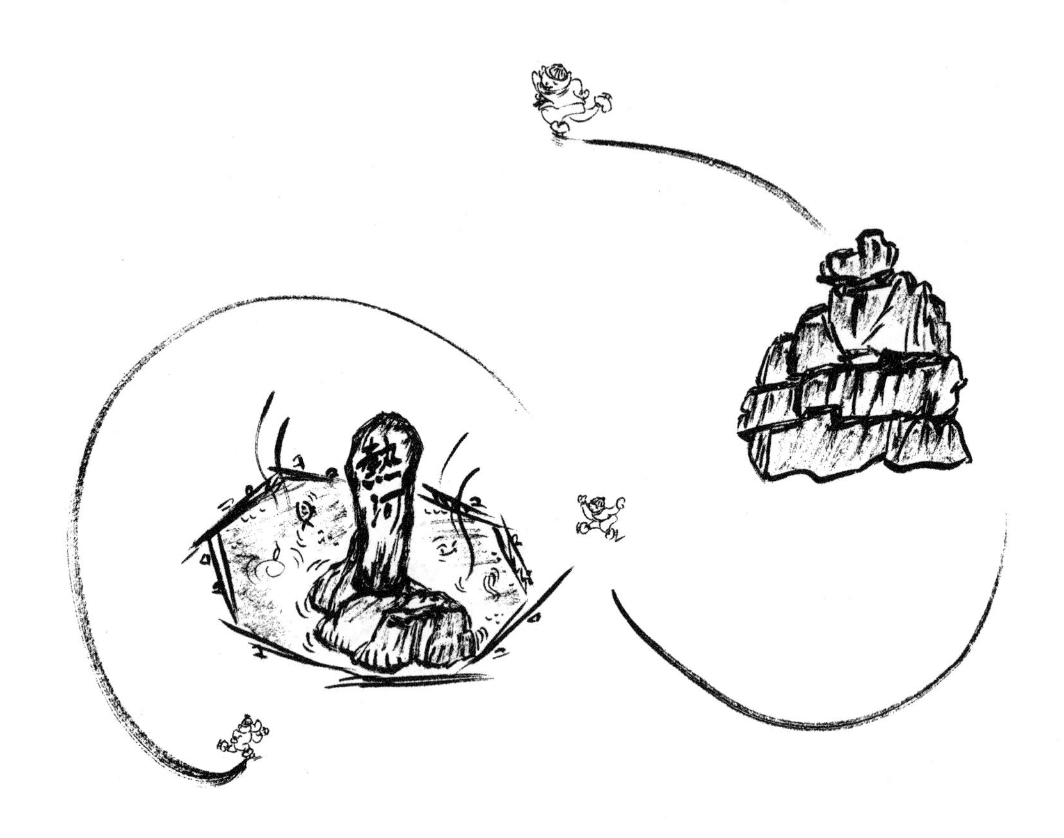

原文

故重阴必阳 重阳必阴

阴极而阳生，阳极而阴生，阴阳在一定条件下相互转化。

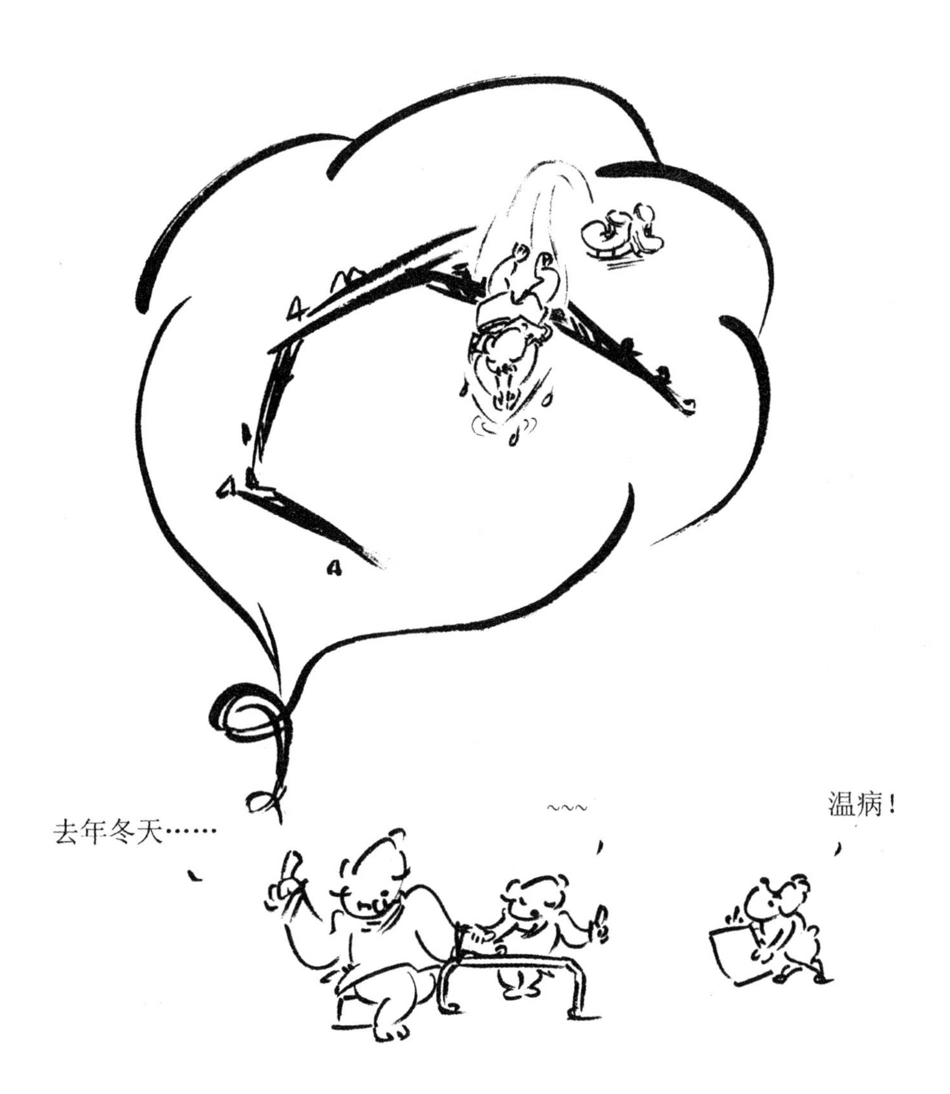

原文

故曰 冬伤于寒 春必温病

所以说：冬季感受寒邪，不即时发病，至来年春季阳气发越，产生温热疾病。

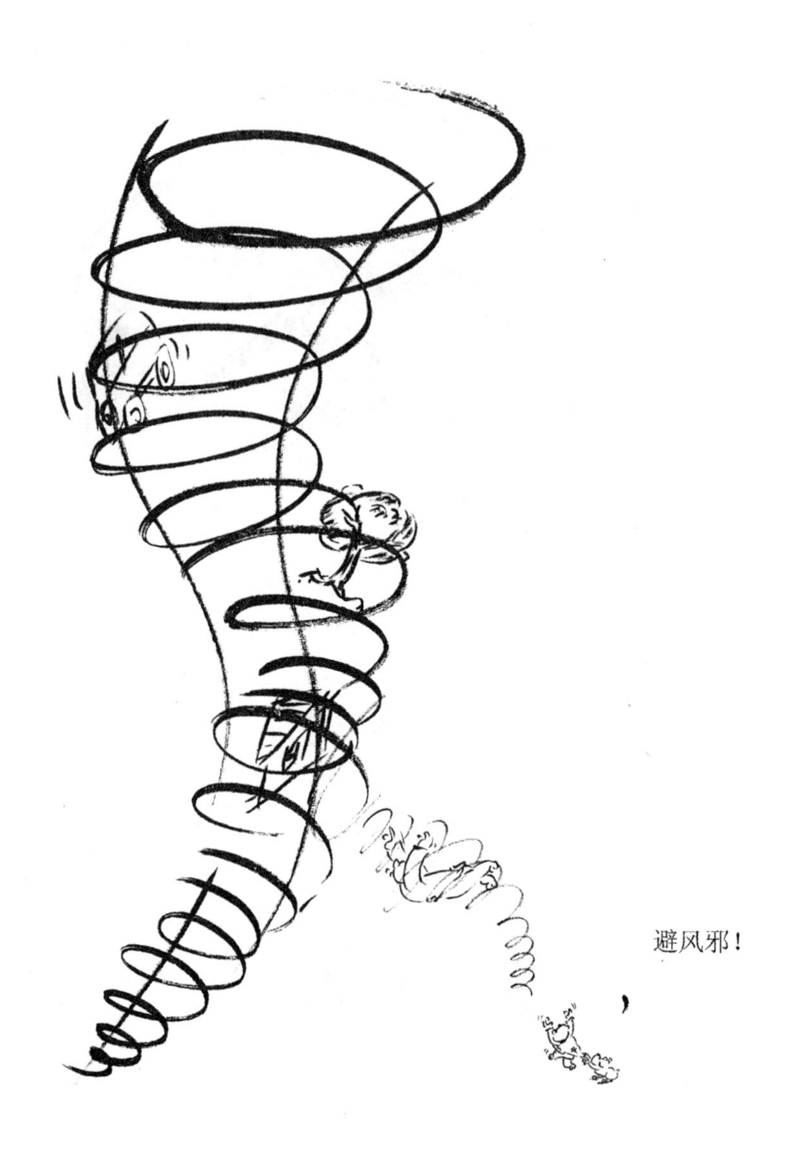

原文

春伤于风 夏生飧泄

春季感受风邪，不即时发病，流连于夏季，克伐脾土，产生完谷不化的泄泻。

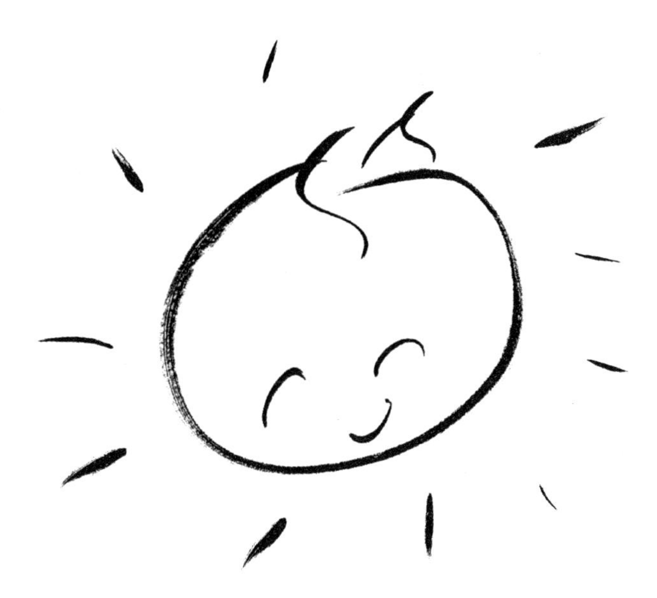

避暑邪！

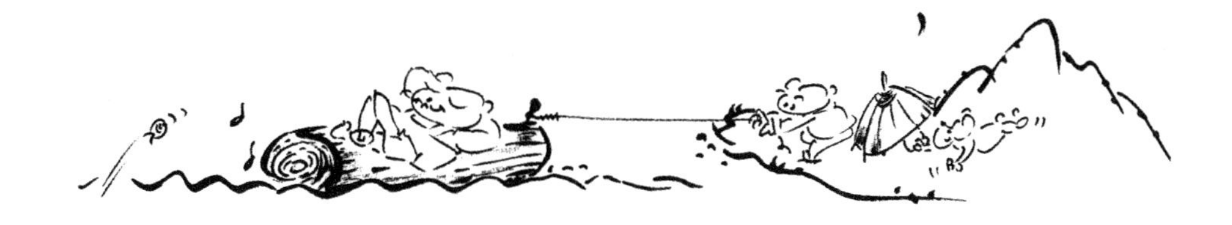

原文

夏伤于暑 秋必痎疟

夏季感受暑邪，暑汗不出，暑热内伏，至秋季，新凉外束，寒热交争，产生寒热往来的疟病。

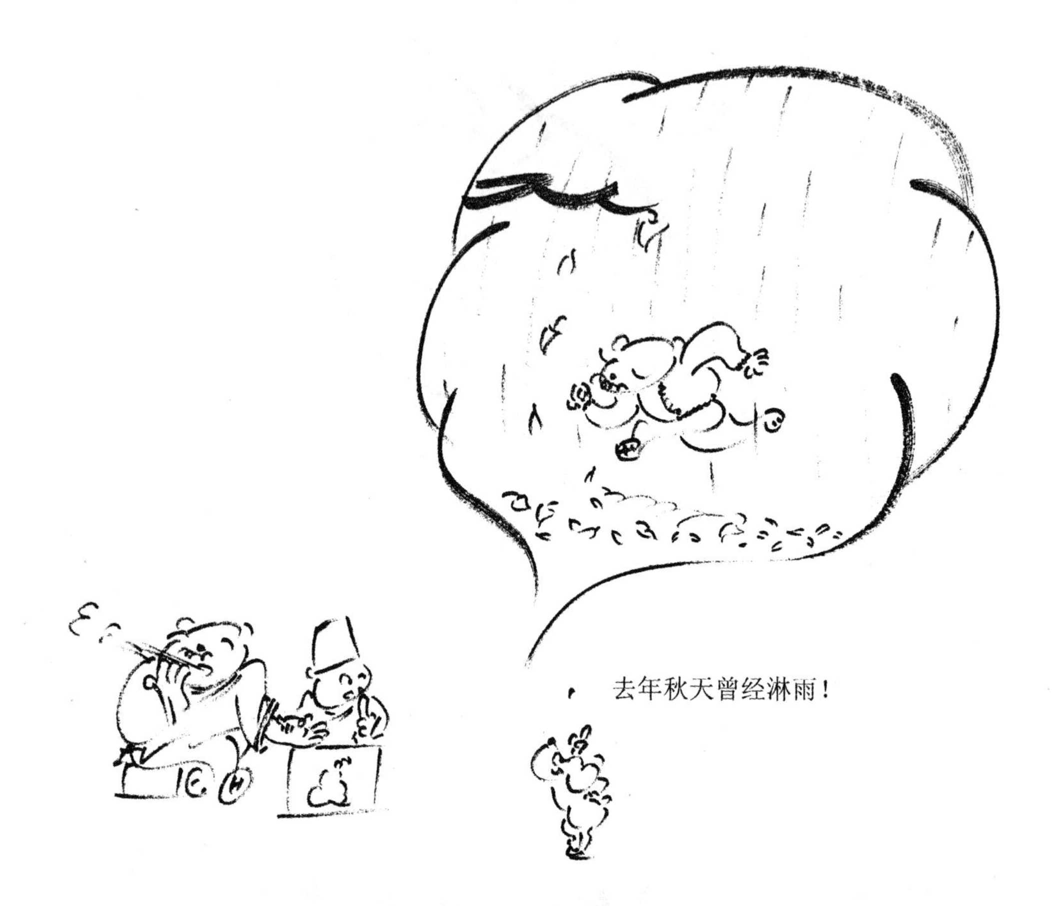

原文

秋伤于湿 冬生咳嗽

夏秋之交，感受湿邪，不即时发病，至冬季，湿郁化热，冬寒外闭，乘袭肺金，产生咳嗽。

灵兰秘典论（节选）

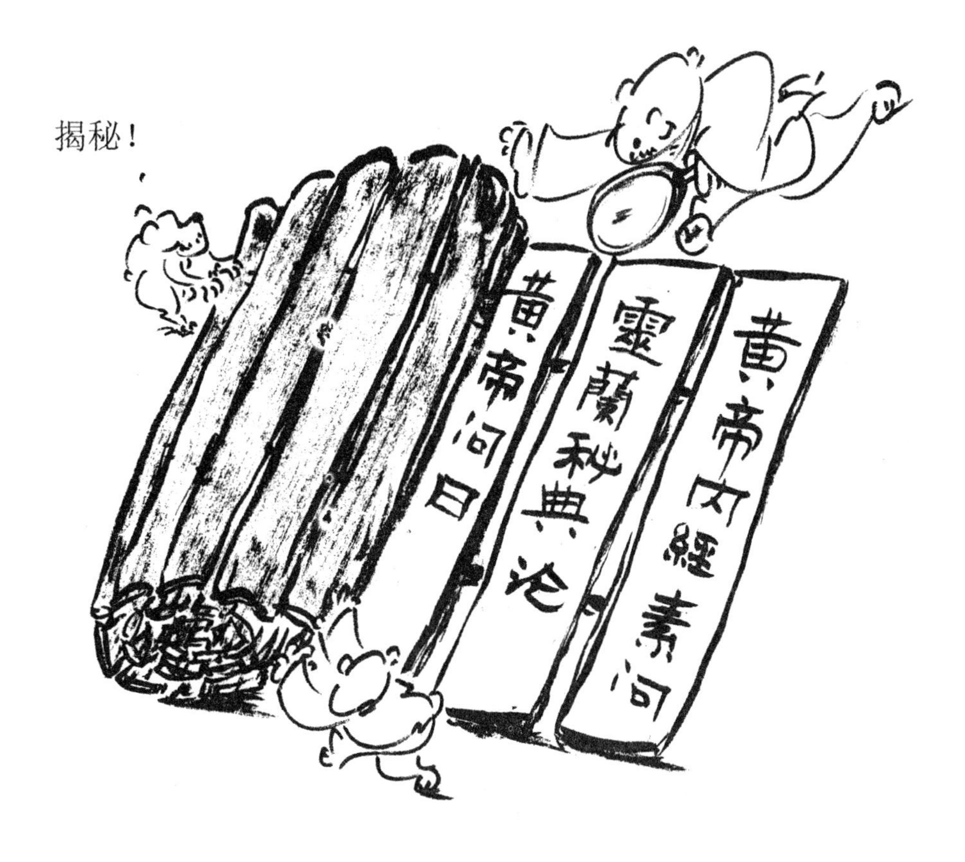

原文

黄帝问曰 愿闻十二脏之相使 贵贱何如

岐伯对曰 悉乎哉问也 请遂言之

黄帝问道：我想听您谈一下人体脏腑功能、十二器官职责分工如何？

岐伯答道：这个问题问得好，我将尽我所知回答您。

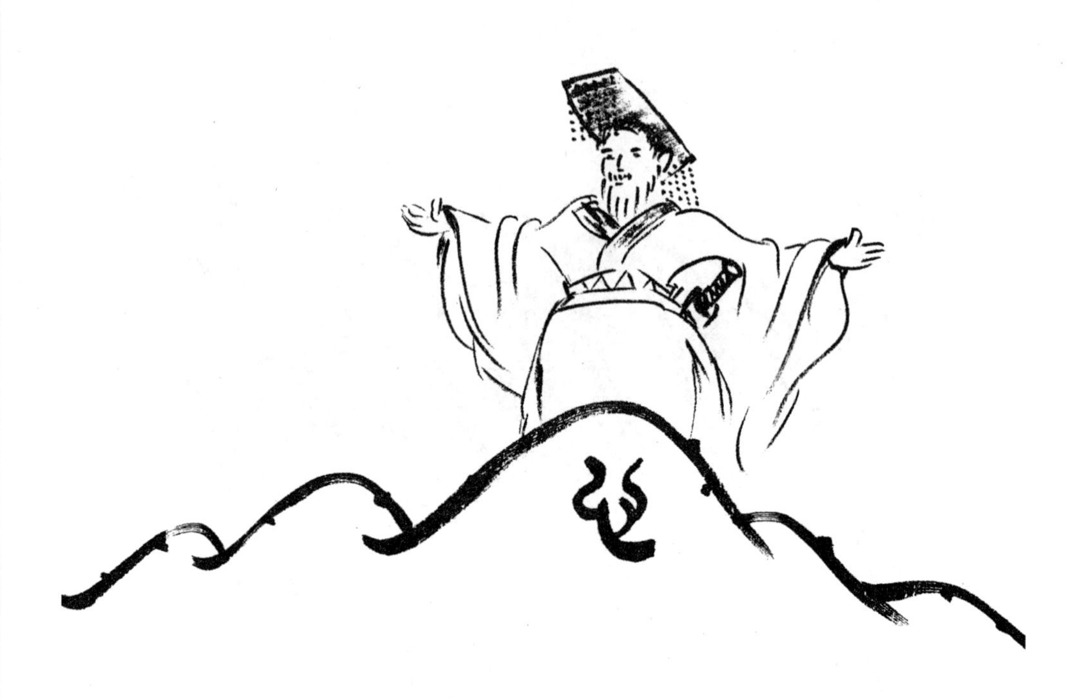

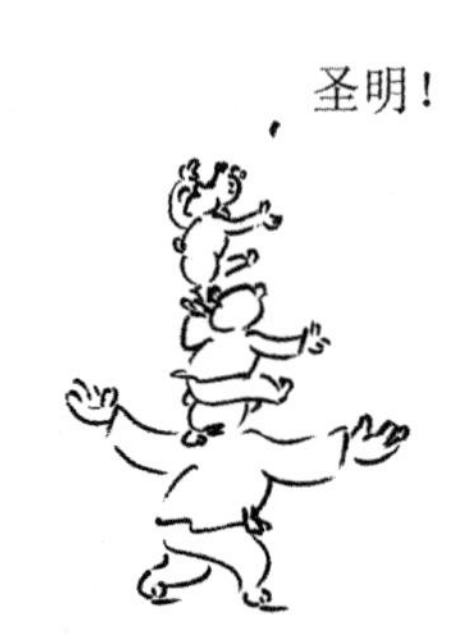

原文

心者 君主之官也 神明出焉

心，犹如君主一样，主宰全身，人的精神意识思维活动都由此而出。

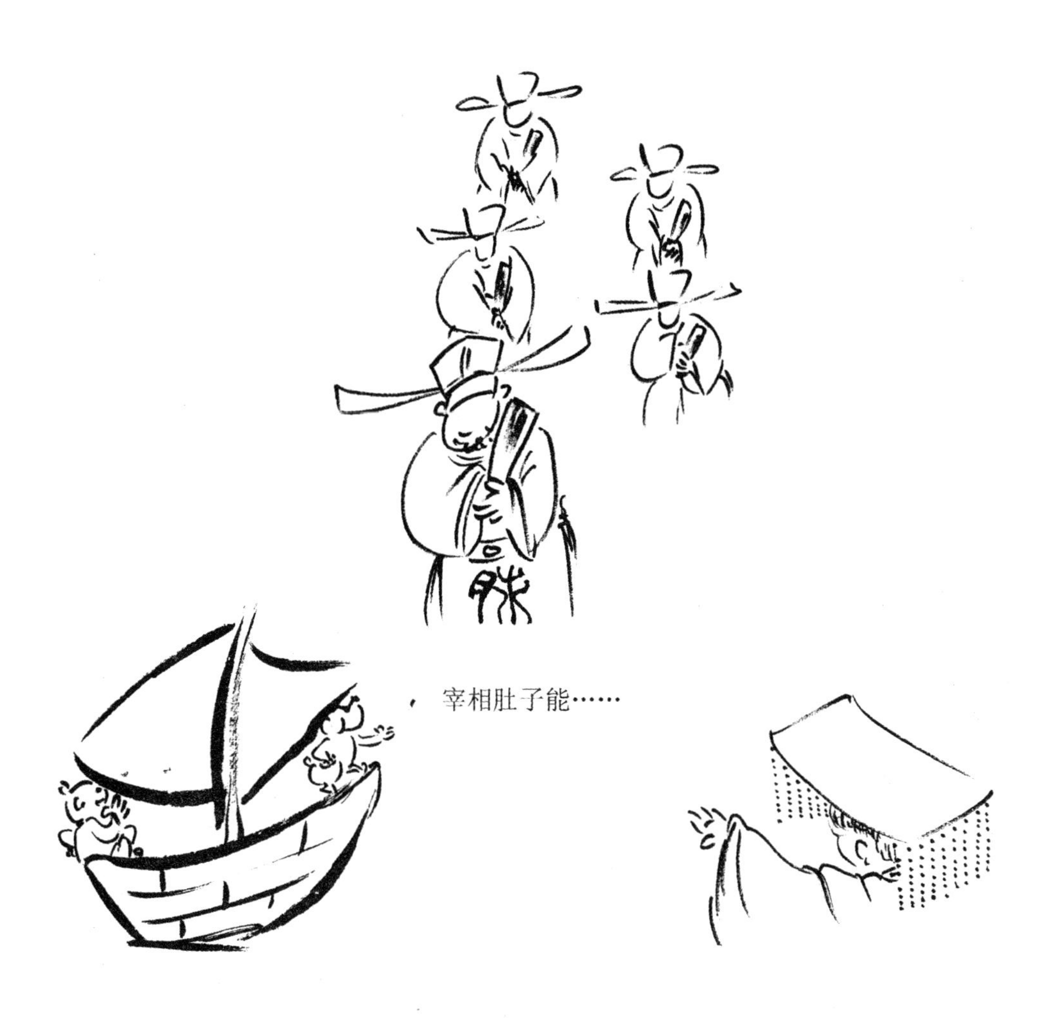

原文

肺者 相傅之官 治节出焉

肺，犹如相傅辅佐着君主，帮助心调节全身气血的活动，使脏腑治而有节。

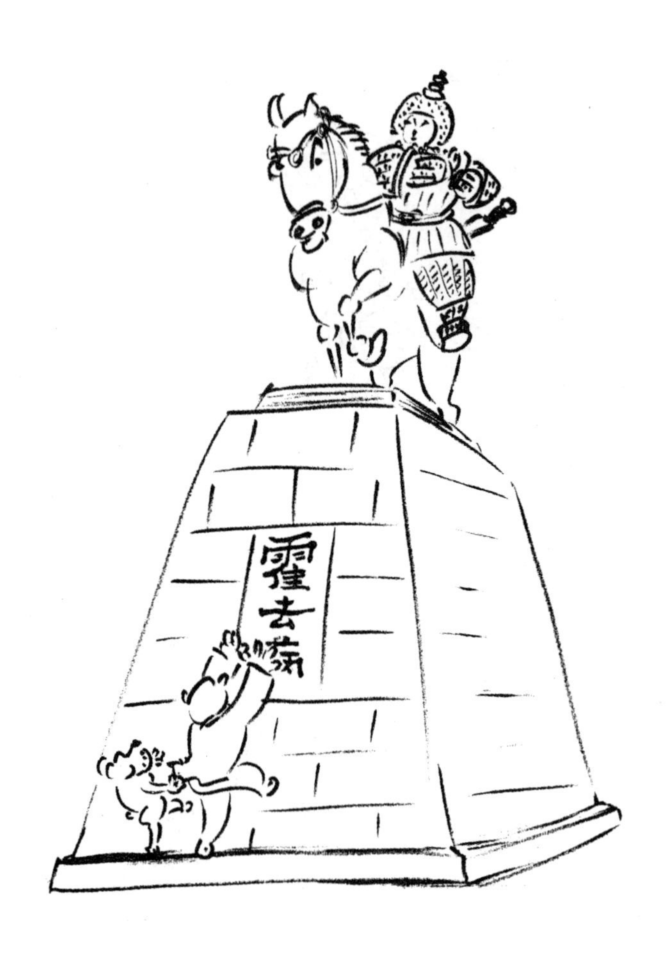

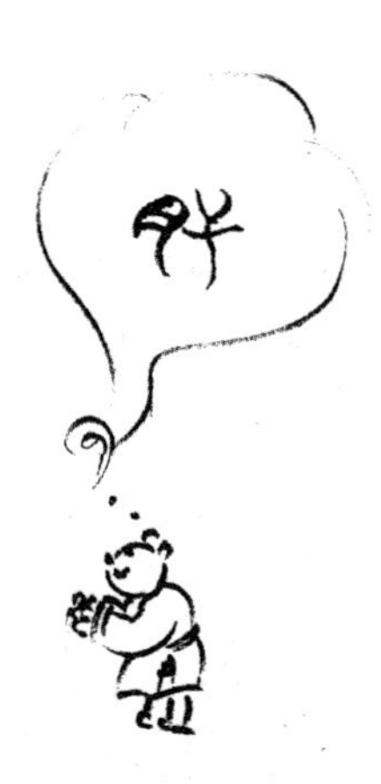

原文

肝者 将军之官 谋虑出焉

肝，犹如将军一样气壮勇武，刚柔谋略由此而出。

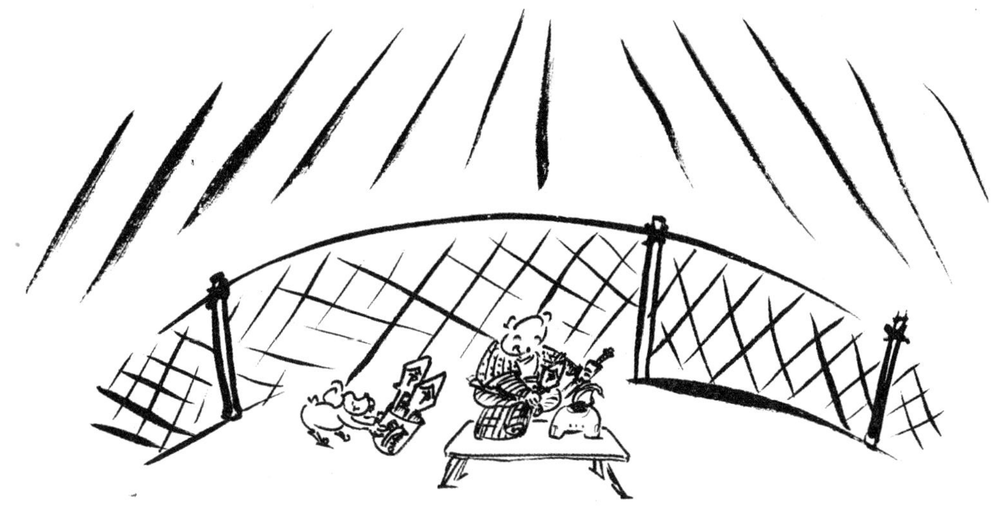

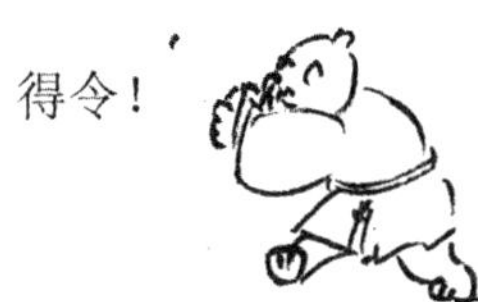

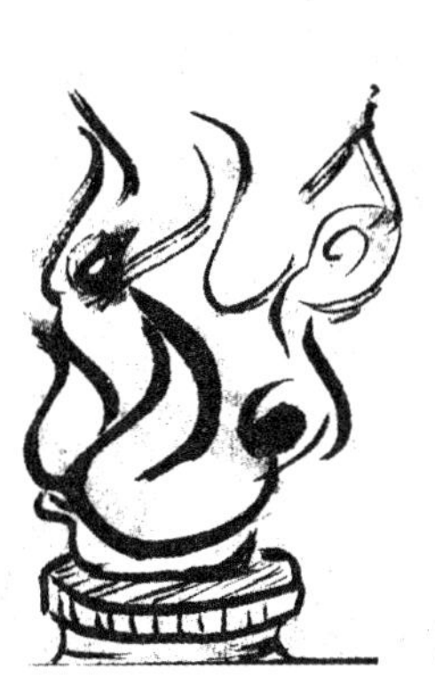

原文

胆者 中正之官 决断出焉

胆，犹如中正之官，主决断，肝胆相济，判断抉择由此而出。

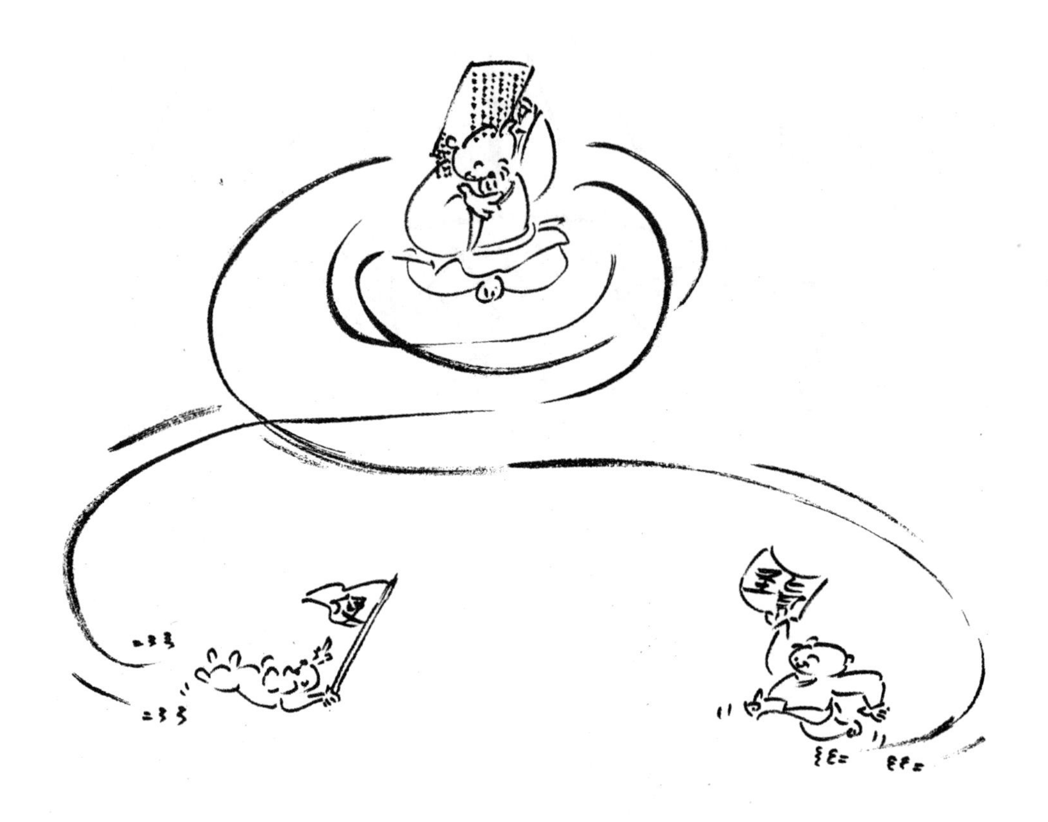

原文

膻中者 臣使之官 喜乐出焉

膻中，犹如君主身边的臣使，维护着心而接受其命令，心志的喜乐由它传布出来。

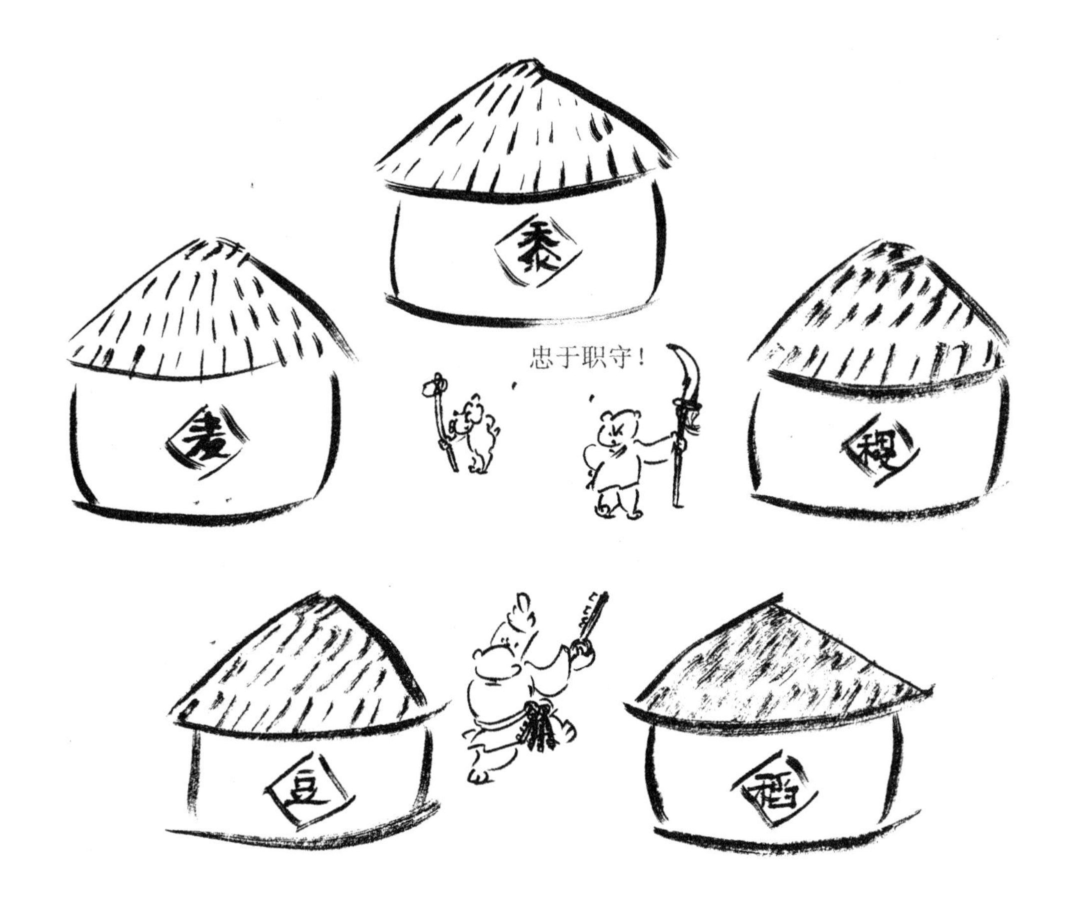

原文

脾胃者 仓廪之官 五味出焉

脾和胃，犹如谷米仓储及加工，主饮食的受纳和运化，食物的营养由它们的作用而得以消化、吸收和输布。

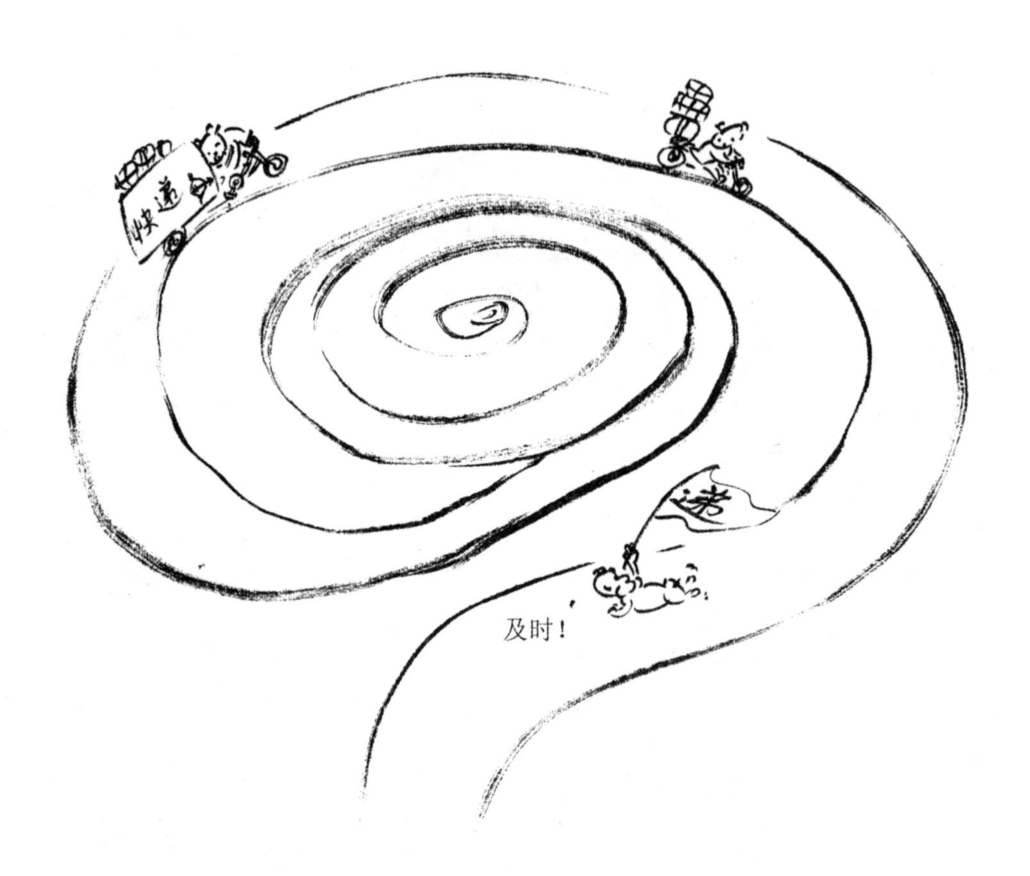

原文

大肠者 传道之官 变化出焉

大肠，犹如传导之官，接上传下，传送食物的糟粕，吸收多余的水液，使其变化为粪便排出体外。

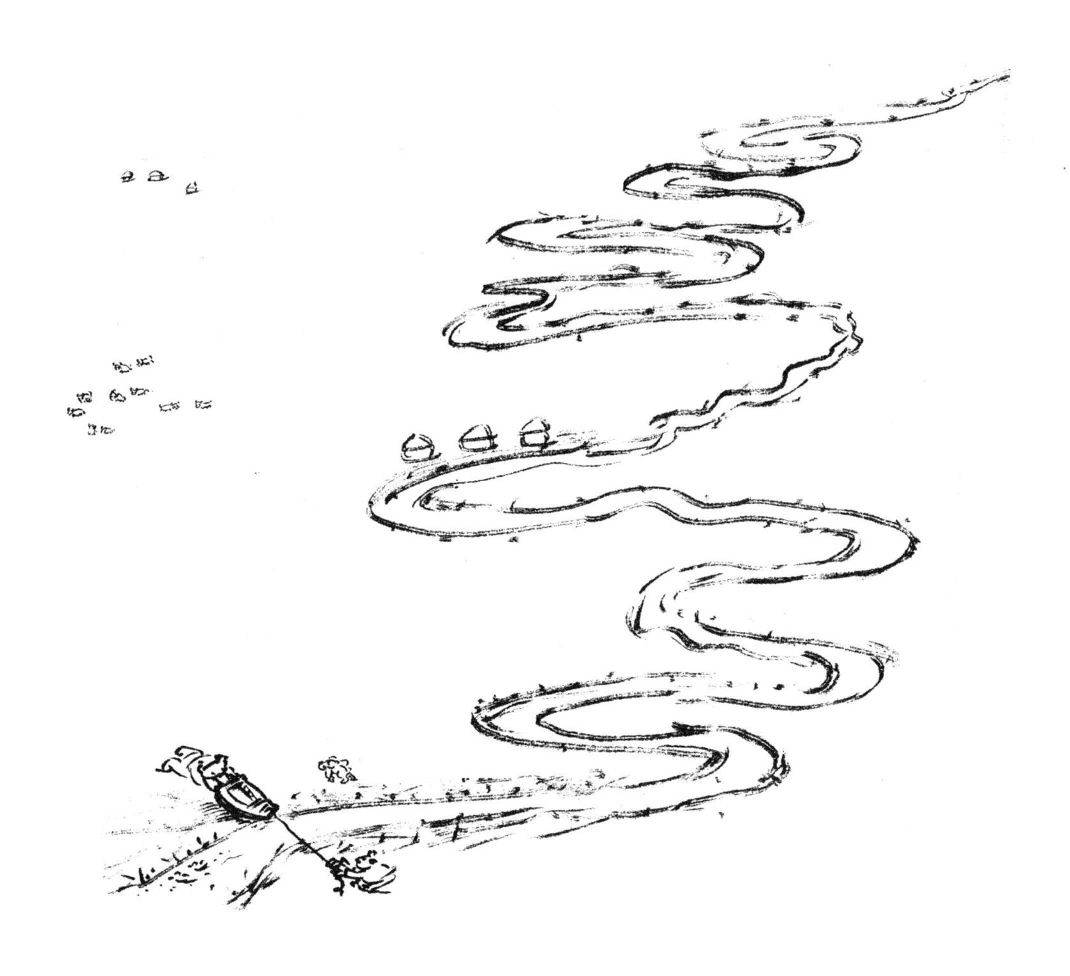

原文

小肠者 受盛之官 化物出焉

小肠，犹如受盛之官，承受胃中下行初步消化的水谷，主受盛和化物，进一步将水谷化为精微，泌别清浊。

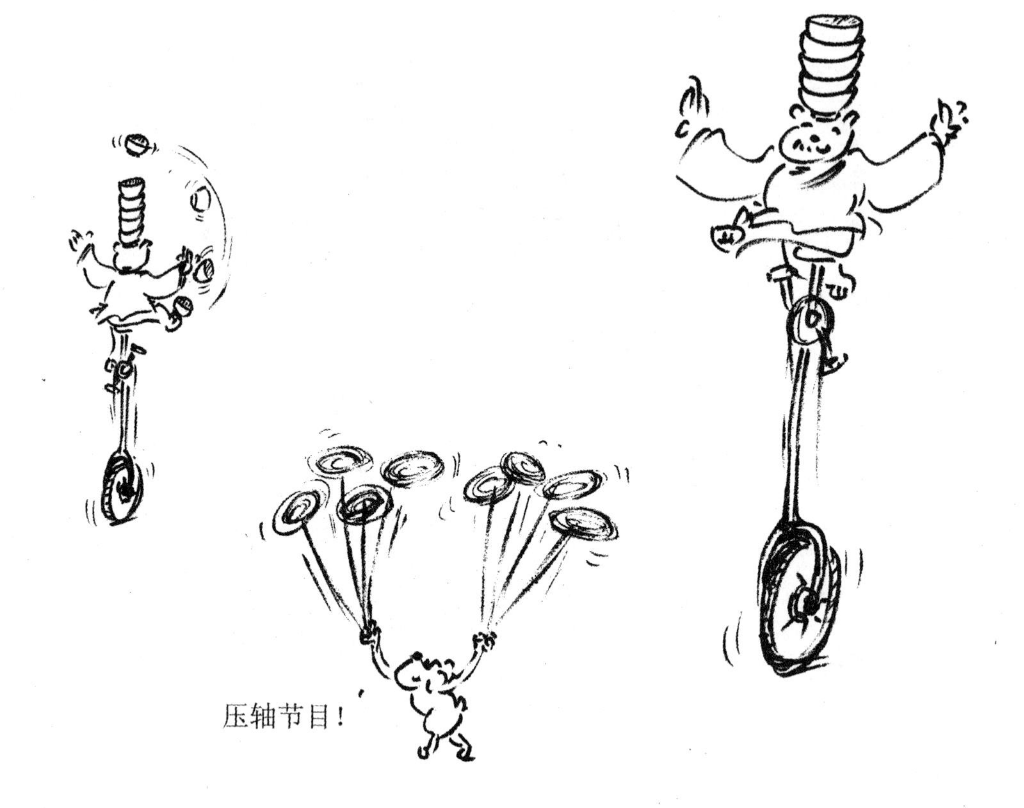

原文

肾者 作强之官 伎巧出焉

肾，犹如作强之官，元阳始于肾，藏精主骨，它能够使人发挥强力、产生各种技巧。

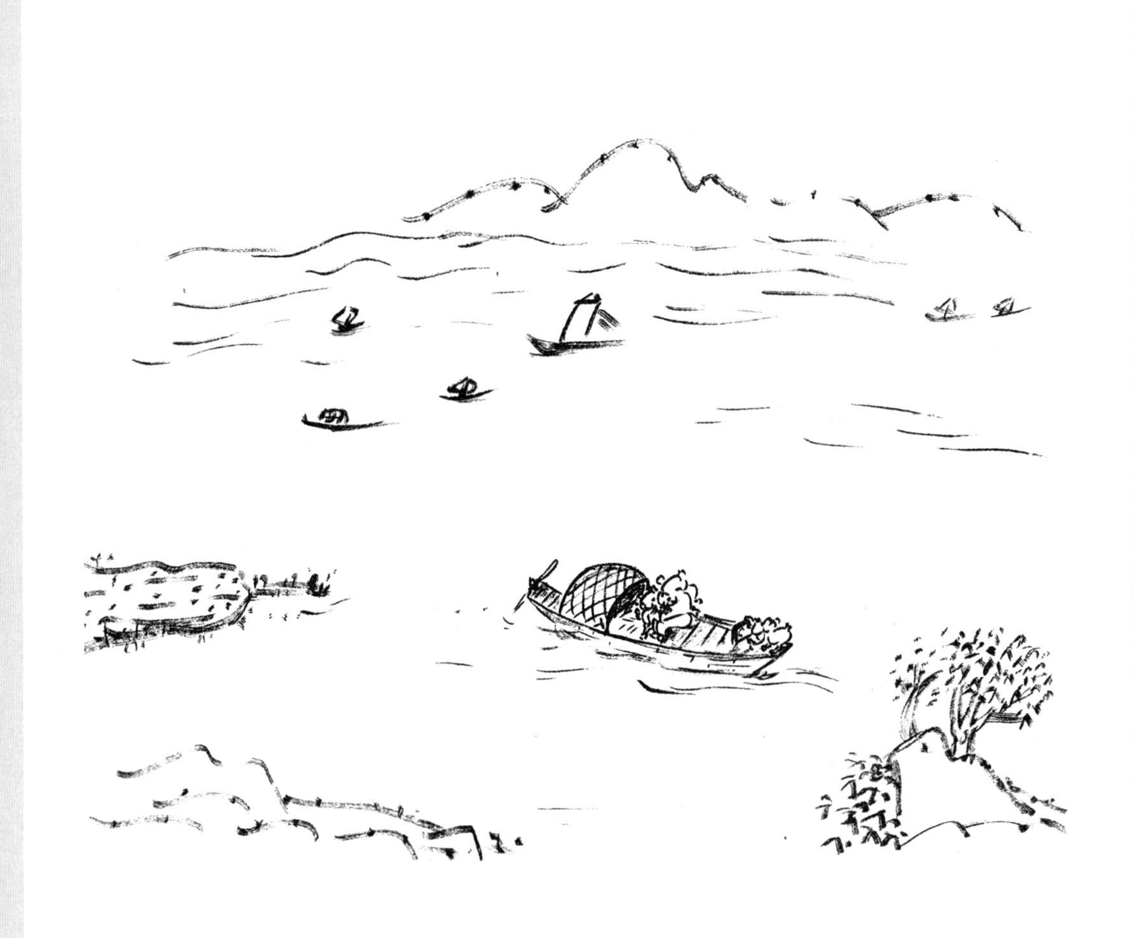

原文

三焦者 决渎之官 水道出焉

三焦，犹如决渎之官，通行之水道，全身水液从三焦气化而行。

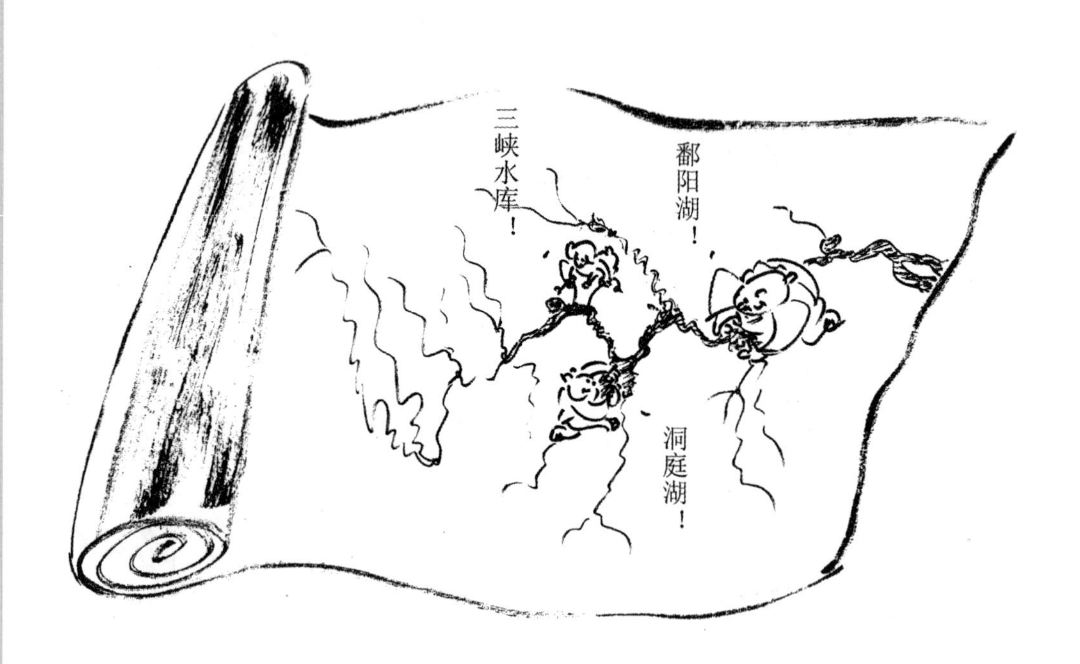

原文

膀胱者 州都之官 津液藏焉 气化则能出矣

膀胱，犹如州都之官，水液都会之地，三焦水液所汇聚归藏，通过气化作用，方能排出尿液。

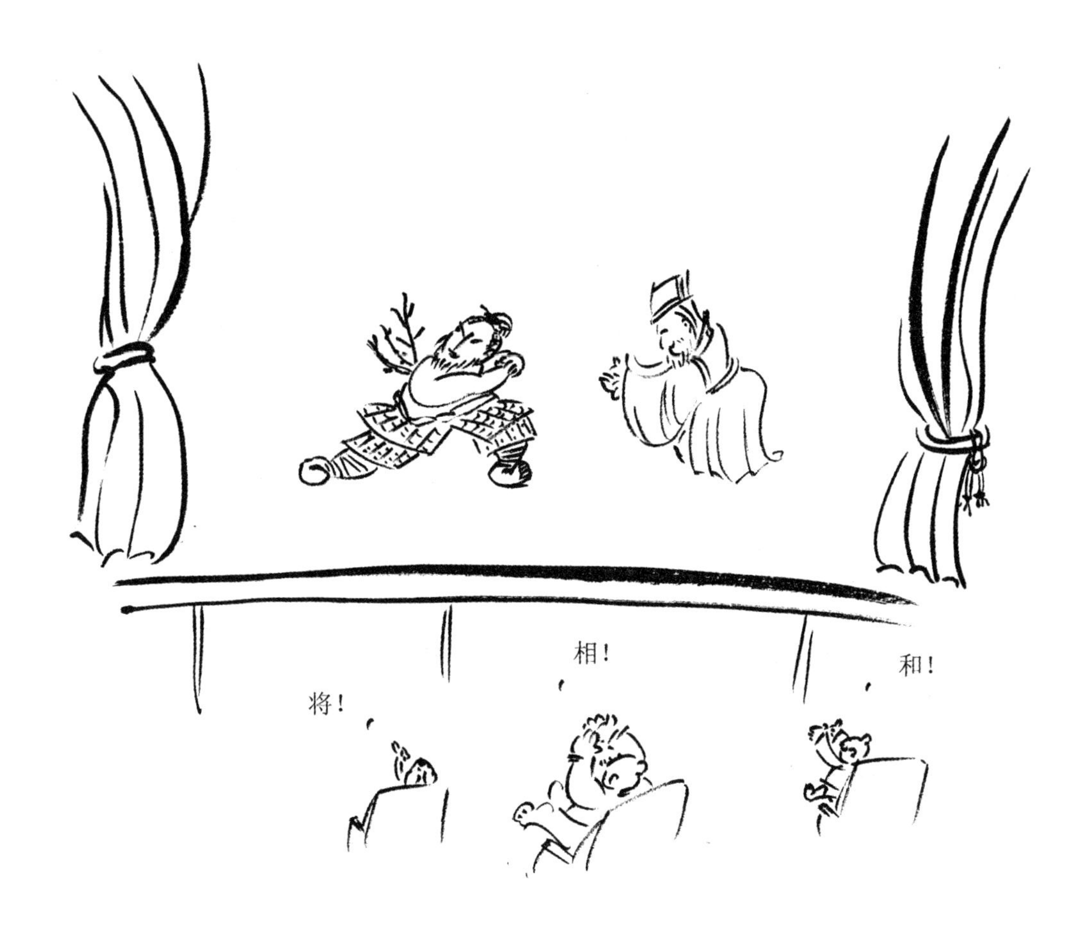

原文

凡此十二官者 不得相失也

人的脏腑就犹如十二官职一样，各有自己的作用，虽有分工，相互间作用应该协调而不能脱节。

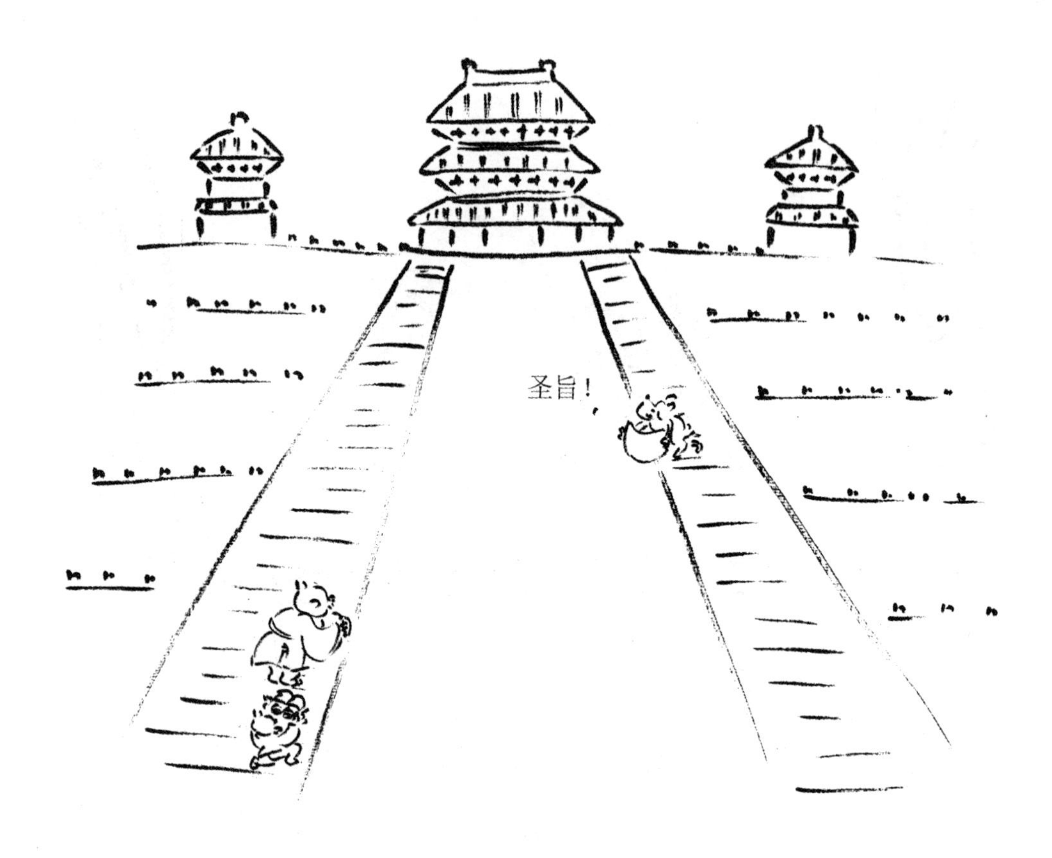

原文

故主明则下安 以此养生则寿 殁世不殆 以为天下则大昌

所以说，君主圣明，臣属才会安定，才会治理出繁荣昌盛的天下。用这样的道理来养生可以使人健康长寿，终生才不会受到危害。

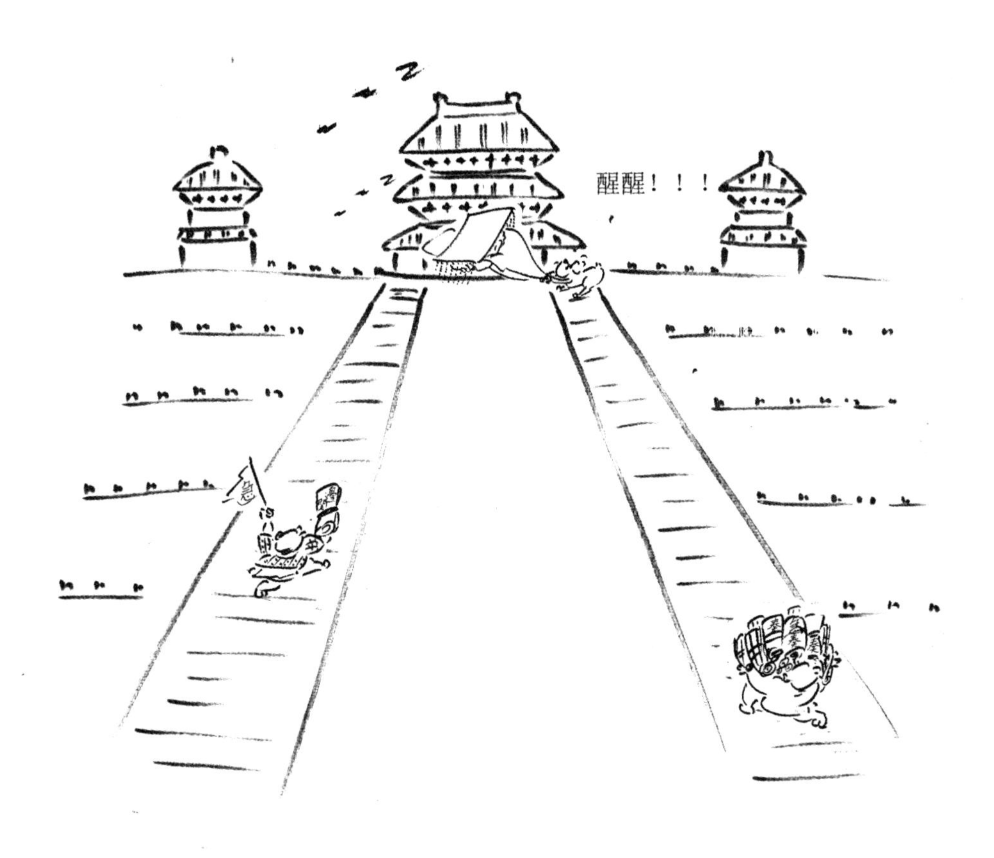

原文

主不明则十二官危 使道闭塞而不通 形乃大伤 以此养生则殃 以为天下者其宗大危 戒之戒之

心君如果不明，脏腑十二官就要发生危险。脏腑发挥正常作用的途径闭塞不通，形体就要受到重伤而病变，养生续命就无从谈起。就像以昏君来治理天下，那政权就危险难保了，千万要警惕再警惕！